1回30秒で視力回復＆物忘れ予防！

昭和レトロな
マジカル3Dアイ

〈著〉ジョージ3

〈監修〉篠原菊紀　今野清志

日本文芸社

はじめに

昭和は遠く……

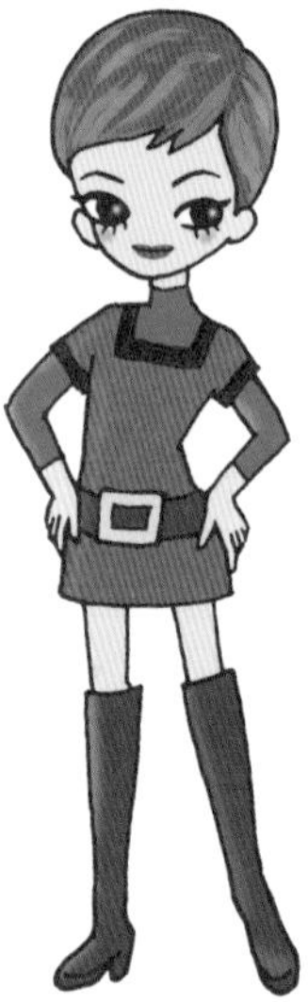

昭和40年以降流行の
ツイッギースタイル

「レトロ」を辞書で引くと、「復古調、懐古的を意味するフランス語」とあります。最近の若い人たちがあの「昭和」を懐かしむのが「昭和レトロ」のようですが、過ぎた時代を懐かしむということで思い出すのが、明治生まれの俳人中村草《くさ》田《た》男《お》の「降る雪や明治は遠くなりにけり」です。この「明治」を「昭和」に置き換えると、「レトロ」の意味がわかってくるような気がします。

「昭和レトロ」といっても、昭和30年代～40年代を意味するとか、60年代までを含むとか、解釈もいろいろあるようです。

昭和13年生まれの著者にとって、昭和を振り返るとまず思い出すのはあの「戦争」です。アメリカと戦争をやっていたなんて、いまの若い人たちには到底理解不能のことでしょうから、あまり古いことを言うのはやめましょう。

本書を通じて老若異世代の間で共通する「昭和レトロ」が見出されたら嬉しい限りです。

3D技術も進化を続ける

中学二年の時に自力で発見した視力回復法で、著者は長年視力の良さを誇ってきました。小学生の頃は2.0以上だった視力は、少しずつ低下していますが、まだ眼鏡は不要で、2022年8月に免許更新した際にも眼鏡なしのまま、一発で「はい、OKです！」と言われました。

3D技術は年々進化し、著者が初めて出版した『Fantasy ZONE』（1993年・日本文芸社）から比べると、もう大人と子供以上の差があります。油断すると進化し続けるアメリカの技術に置いて行かれそうになりますが、いやいや、こちらも頑張って進化しています。いままで出版した本の数は本書を含め24冊になりますが、その内容は下記サイトでご覧ください。

ジョージ3

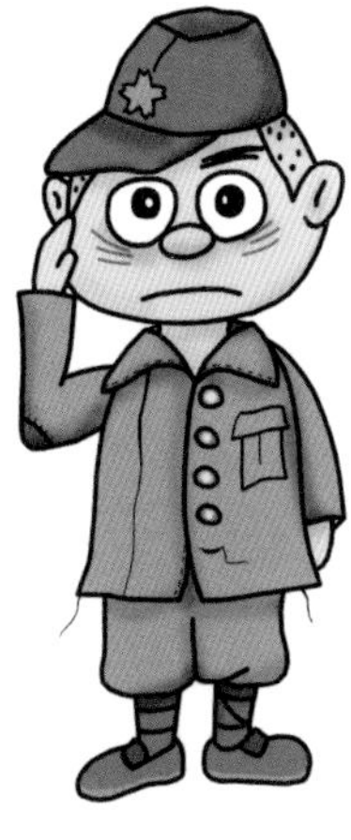

昭和19年当時の
ジョージ3自画像

ジョージ3のステレオグラム

https://feles.web.fc2.com

3Dアイの眼球運動が目に効く！

「最近すぐに目が疲れる」「視力が落ちている気がする」こうした目の悩みの多くは、眼筋《がんきん》と呼ばれる目の周りの筋肉がうまく使えていないことが原因です。この眼筋は目を上下左右に動かして視界をスムーズに移動させる役割を担っており、１日に10万回以上も動かすといわれています。この筋肉が固まったり緩んだりしているとピント調節が適切におこなえず目のトラブルに繋がってしまうのです。

本書に掲載されているような３Ｄ立体画像を見ることは、バランス良く眼筋を刺激することができるため、目にとって効果的なトレーニングになります。こうしたトレーニングによって眼筋が正常に機能するようになれば、近視や遠視、乱視、老眼にも効果が見込めます。

3Dイラストを見る際には背筋を伸ばして良い姿勢で取り組むとより効果的です。目にとって大切なことは、眼筋を鍛えることと併せて、体に酸素を十分取り入れて血流を良

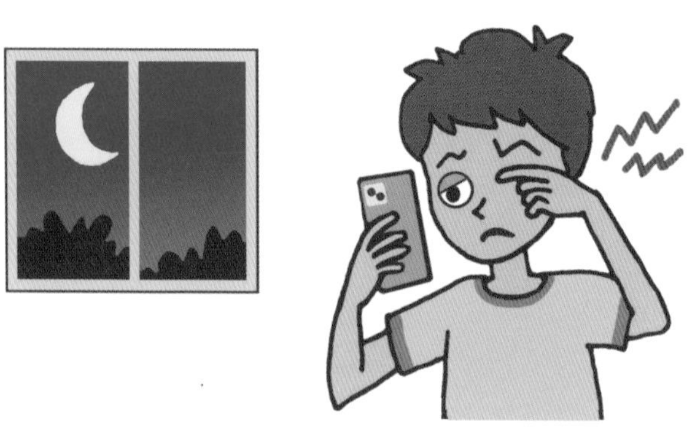

くすることです。良い姿勢を保つことで目に必要な酸素と栄養が効率的に供給され、老廃物の排出を促進します。眼筋の機能低下と血流の滞りは視力低下の原因となることがありますので、血流の改善も視力トレーニングの重要なポイントなのです。

そして最も大切なことは続けることです。本書は楽しみながら取り組めるよう、懐かしい昭和のものをテーマに様々な3D作品が掲載されています。自分のお気に入りのものを探したり、好きだったものを見つけたりしながら楽しんでみてください。

また、**もしうまく立体《りったい》視《し》ができなかったとしても、見ようとすることで眼筋は刺激されています**。無理に見よう見ようとせずにリラックスした状態で、深呼吸をしながら眺めると、眼筋の緊張が解けて逆にうまく見ることができると思います。**1日1ページ、30秒見るだけでも効果がありますので、継続していきましょう**。

視力回復や目のトラブル解消に年齢制限はありません。目のマッサージ、ジャンプ運動、蒸しタオルで目を温めるなど、これらの目に良い習慣と併せて、ぜひ楽しみながら取り組んでいただければ幸いです。

日本リバース院長　今野清志

懐かしい昭和のイラストが脳を若返らせる！

知っているはずの名前や言葉なのになかなか出てこない、さっきまでしようと思っていたことが思い出せない、といった経験はないでしょうか？近年、情報技術の発展に伴い、スマートフォンやパソコンが普及し、情報をすぐに手に入れることができるようになりました。そのため、何かを思い出す作業をする機会が減り、情報をすぐに忘れてしまうことが多くなっています。これは「想起力《そうきりょく》」という脳の働きを使う機会が減ってきたことがひとつの原因です。

「想起力」とは、過去に経験した出来事や情報を思い出す力のことで、日常生活において非常に重要な役割を果たしています。例えば、失くした物を思い出したり、友人の顔や名前を思い出したりするときに使われます。この力は年齢とともに低下していきますが、何歳からでもトレーニングによって鍛えることが可能です。

想起力のトレーニングのひとつが、「懐かしいものを思い出す」ということです。例えば、子供の頃に食べたお菓子の味や、家にあったもの、今は見なくなった風景や街並み、当時流行したものなど、過去の体験や記憶を詳細に思い出すことは想起力を鍛えるのに役立ちます。懐かしさは脳の奥、大脳辺《だいのうへん》

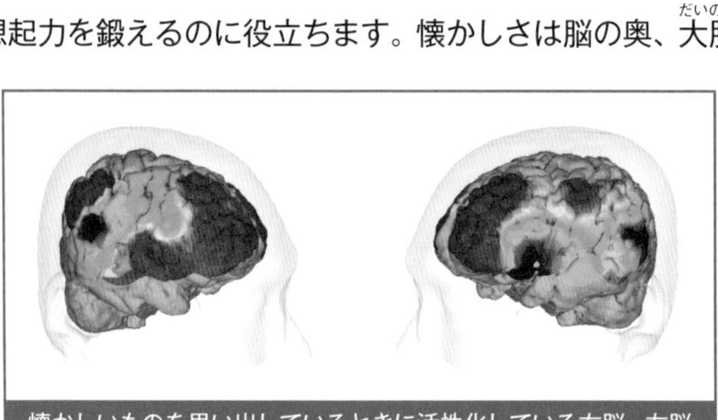

懐かしいものを思い出しているときに活性化している右脳・左脳

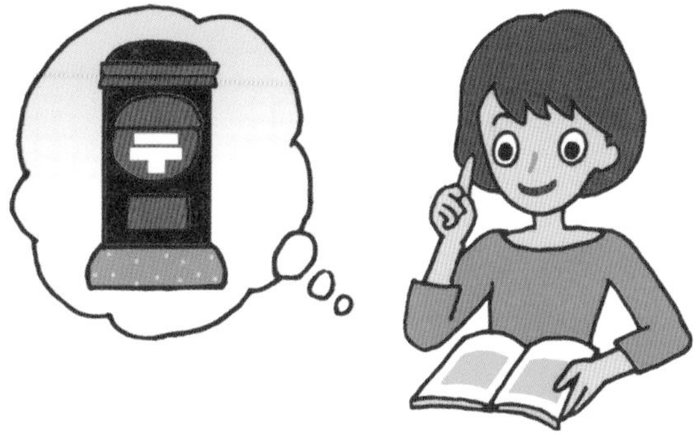

縁系《えいけい》を活性化させ、想起力にかかわる前頭前野《ぜんとうぜんや》を働かせやすくするからです。楽しみながら前向きな気持ちで取り組むことがトレーニング効果を大きくすることもわかっていますから、ぜひ楽しんでチャレンジしてください。

本書には昔懐かしい昭和のモノ、街並み、食べものをテーマとした3D作品がたくさん掲載されておりますので、「小さい頃よく食べたなぁ」「こんなものもあったあった」という風に懐かしみながら、楽しみながら取り組んでいただけたらと思います。

3Dイラストがうまく浮かび上がらないというときにこそ、脳の前頭前野が活性化しています。**本書のように、ふだん見ないイラストを眺めたり、どんなイラストが見えるのだろう？と考えたりすることは脳にとって良い刺激となるのです**。

そして、昔の思い出をぜひご家族やご友人に話して共有してみてください。同年代の方であれば、当時の暮らしや文化、流行したものやヒット商品について語り合えるかと思いますし、昭和の頃を知らない方に対してであれば、本書に載っているものと自身の体験を交えたエピソードなどを話してみればとても興味深いと思います。

ぜひ本書を楽しみながら想起力のトレーニングをし、脳を若返らせていきましょう。

諏訪東京理科大学教授　**篠原菊紀**

昭和レトロなマジカル3Dアイ

目次

※本書の作品ページの解説は著者個人の見解が含まれます。年代や情報には諸説ございますので、予めご了承ください。

ステレオグラムとは？

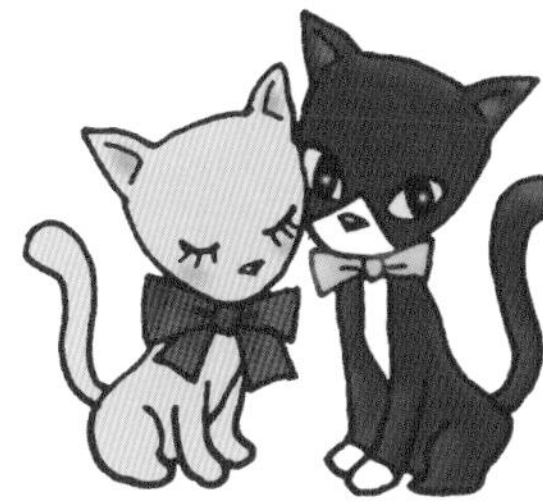

人間でもネコでもその他多くの生きものが持つ2つの目が、別々の角度で見る（視差《しさ》という）ことでものを立体的に識別する、つまり立体視という概念は古くからありました。そして19世紀に写真術が発明されると、すぐその後にステレオペア（立体写真・絵）というものも考え出されました。**2台のカメラを並べて撮影する、あるいは1台のカメラの位置を変えて2枚撮影し、その写真を2枚並べてレンズを通して1枚に重ねて見るのです。このようなやり方によって平面の写真（または絵）を立体的に見ることができました。**その少し後から、レンズのような器具を使わなくとも、立体視ができる「裸眼《らがん》立体視」という技術も生まれました。

ただ、両眼から来た2枚の異なる画像を、脳がどのように処理して「立体」という感覚でとらえているのか、それはまだわかっていません。

昭和30年代の後半になって、RDS（ランダム・ドット・システム）という方式が出現しました。下図のような「砂目状の模様」を見ていると、いろいろな形が浮かび上がって見えるものです。その後に、本書にも多用されている「パターン模様」から形が浮かび上がる方式…シングル・イメージ・システムなどと呼ばれるものが生まれました。著者はそれらの総称としてFIS（フローティング・イメージ・システム=浮き出し画、次ページ参照）を使っています。

著者は長い間、立体写真を楽しんできましたが、昭和60年代になってアメリカからやってきたRDSにはものすごいショックを受けました。コンピュータの一般利用が可能になったことで生まれた方式で、これによって時代がまた一つ大きく進んだことを痛感した瞬間でした。

RDS 平行法／ドーナツの形が浮き上がる

ステレオ写真とFIS

レンズのような器具を使わずに見る裸眼立体視には、前ページで述べたステレオペア（立体写真のような2枚の写真や絵）とFIS（前ページ参照）があります。ステレオペアのほとんどは2台のカメラで撮影した2枚の写真を平行に並べ、それぞれを左右の目で別々に見るのです。（1図）

写真を使わずに絵でステレオペアを作ることも、コンピュータが出現する以前からいくらか行われていました。（2図）

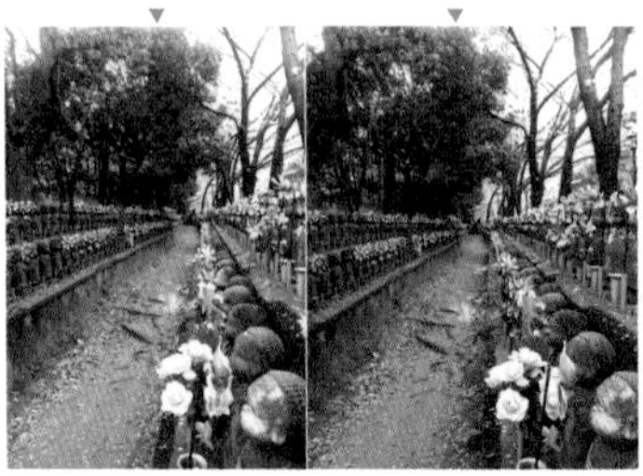

1図　お地蔵の行列写真（交差法）

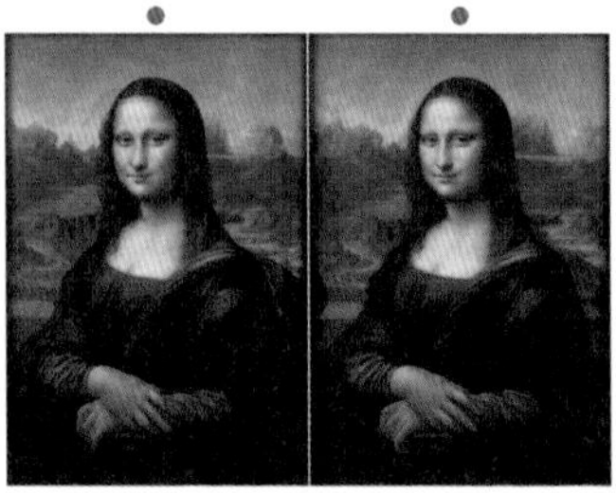

2図　モナリザの絵（平行法）

両図とも『アメージング3D』（日本文芸社刊）所載

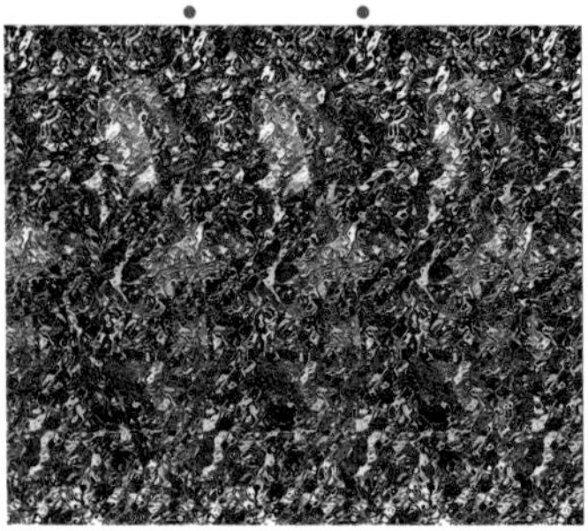

3図　P.35参照（平行法）

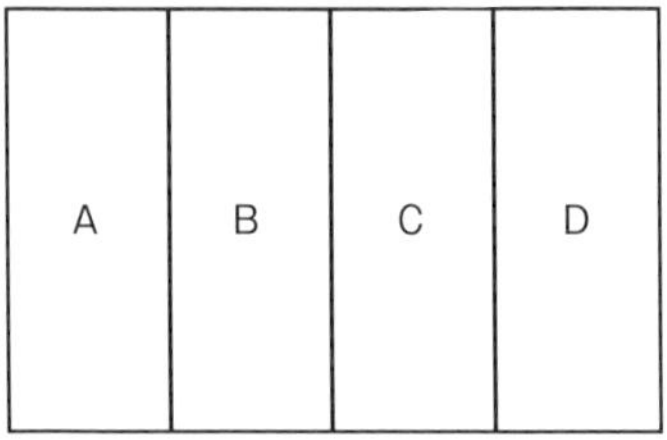

4図　複数列による構成

もう一つのFISは3図を見てください。1枚のパターンが描かれているようですが、よく見ると4図のように同じパターンが4枚ばかり横方向に繰り返されているのがわかります。

つまり**ほとんど同じパターンがA、B、C、Dと4回繰り返し並べられ、平行法《へいこうほう》の見方ではAとB、あるいはBとCのように、両眼が隣り合った別々の列を見ることになります**。全ての列は同じパターンのように見えますが、実は視差（9ページ参照）が生まれるように少しずつ異なった内容になっています。交差法《こうさほう》の見方はそれとはまた大きく違った見方になるのですが、詳しい内容は13ページをご覧ください。

平行法と交差法

人間および多くの生物は2つの目でものを見るようになっていますが、右と左の目では見えるものの角度が多少違って見えます。その角度の差を「視差」といい、視差によってものは立体に見えるのです。**ステレオグラム画が立体に見えるのも、両眼で見るものに視差を生じさせるように絵を作っているからなのです。**

5図を見てください。ものを見る両眼の視線を表していますが、青矢印は普通に見るときで両眼の視線は一点に集中しています。赤矢印は平行法で、両眼の視線は平行でそれぞれ別の場所を見ています。緑矢印は交差法の視線で、両眼の視線は交差してやはり別々の場所を見ています。このように平行法と交差法は普通の視線とまったく異なる見方をしていることがわかります。

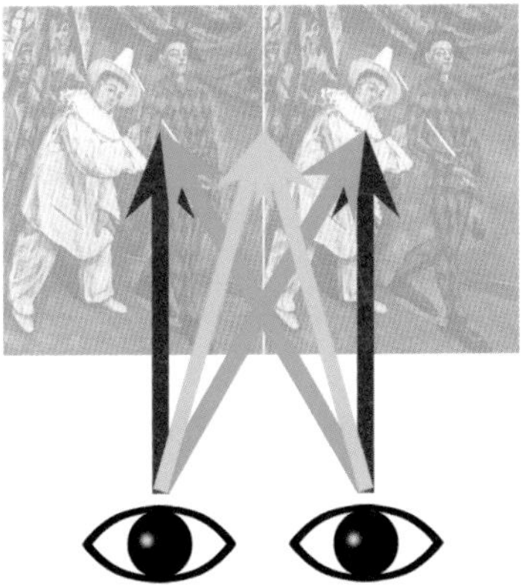

5図　それぞれの見方

5図で緑矢印で描かれていた交差法の見方は、その名の通り両眼の視線が交差することから名づけられました。右眼で左側の絵を見て、左眼で右側の絵を見るのです。**通常ものを見るときは両眼の視点が一致して、同時に同じところを見るのですが、裸眼立体視を行うときは、平行法も交差法も両眼の視点はまるで違うところになっています。**

ふだん立体物を見るときと違って、静止画では視差はゼロですので、視差が生まれるような絵や写真を人工的に2枚（あるいは２列）作り、それを左右両眼で別々に見ることで視差を作り出す……つまり立体感が得られるのです。

また、平行法と交差法はまるで裏返しの方法なので、平行法の絵を交差法で見ると、飛び出して見えるところが引っ込んで見え、逆に交差法の絵を平行法で見るのと同じことになります。そのため平行法のステレオペアの絵を左右逆に並べると交差法になり、交差法の絵を逆に並べると平行法になります。

平行法の見方

平行法を見るときは、本書の絵の上に●（アイ・マーク、以下マークとする）が出ているページを開いてください。**2つのマークを目の前5cmくらいのところまで近寄せ、そのマークに絶対ピントを合わせないようにしてください**。絵がピンボケに見えるでしょうが、それでかまいません。視点は本書よりずっと遠くの方、部屋の壁の上にでも置いてください（6図）。そしてマークを意識するのです。**見る場所は部屋の壁の上、意識はマークの上です**。本書と目の間の距離をほぼ5cmに保っていると、2つの●　●がずれて●●●●のように4つに見えるでしょう。両眼と本書の間隔を近づけたり離したりして、4つのマークのうちの2つが重なり合って、●●●のように3つになるようにしてください。マークが3つに見えるようになったら、絵をゆっくり顔の正面に持ち上げ、意識をそっと絵の上に移します。そのとき絵の中から何かが浮かび上がって見えたら、それが平行法のフロートイメージ（浮き出し画）なのです。

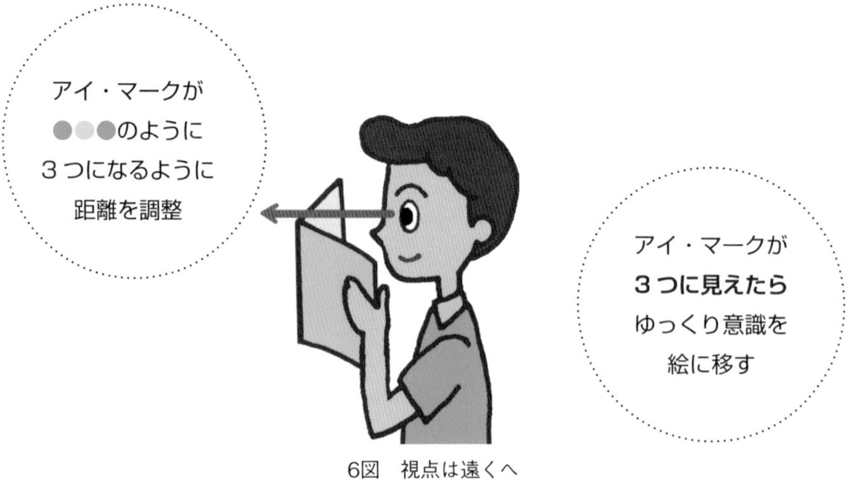

6図　視点は遠くへ

交差法の見方

交差法の絵を見るには、まず本書の▼のアイ・マークが出ている絵のページを開きます。そして**顔の前15cm程のところに指を1本立て、その指先を見つめます（7図）**。見る場所は指先、意識するのは絵の上、というのは左ページの平行法とやや似ています。**指の位置は絵の真ん中に置き、指先を見つめながらその指を少し顔に近づけたり離したりします（8図）**。ゆっくりおこなってください。そうするとどこかで指先が絵の中に埋没して見えるところがあります。それが見つからなければ、見つかるまで何回も根気よくゆっくりおこなってください。顔と指先の間隔を変えているうちに、間違いなく指先、いや指全体が絵の中に埋没するところがあります。そこで意識をゆっくり絵の方に移すと、静止画が立体画になって見えます。

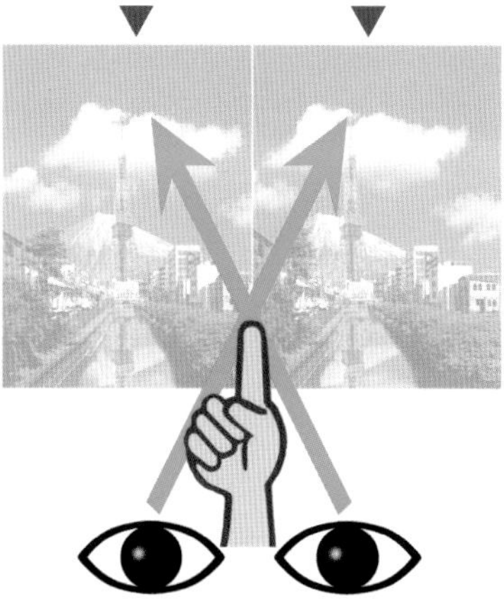

7図　指を立てて見る

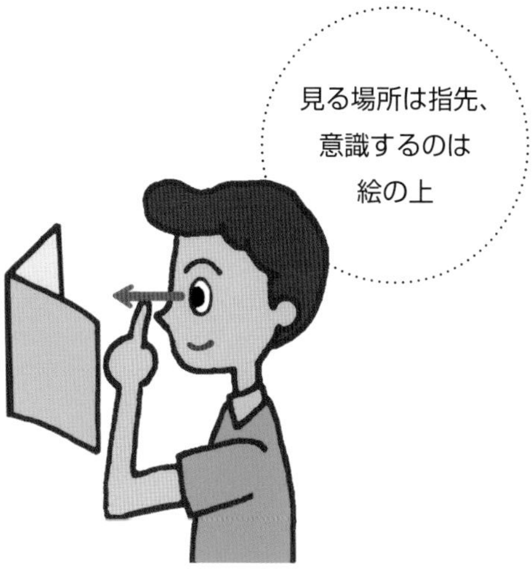

8図　指を前後に移動

Q&A

Q どのくらいの頻度でおこなうのがいいですか？

A 可能な限り毎日やることをお勧めします。1回30秒を目安に1作品でも眺める習慣をつけていきましょう。忙しくとも思い出すたびほんの少しでもおこなってください。継続が大事です。

Q 1日に何分までなど制限はありますか？

A 特に時間制限はありませんが、目が疲れてきたと感じたら休憩しましょう。目のマッサージや蒸しタオルなどが効果的です。

Q 解答がわかっている２周目以降も効果はありますか？

A 慣れてきて浮き出し画がわかっていても立体視で眼筋を使ったり、懐かしいものを思い出したりすることで効果はあります。できなかったものに再挑戦をしたり順番を変えたりしてお楽しみください。

Q 見方を実践しても立体視できない…

A 少しコツを掴むまではなかなか立体視できないかもしれません。意識して「見よう」とし過ぎると逆に失敗してしまうので、眺めるような感覚で続けているときっと立体視できるようになります。また、イラストの下部には浮き出てくる絵のヒントとなる解説も入っておりますので、答えを予想しながら楽しんでみてください。

1章

昭和のモノ

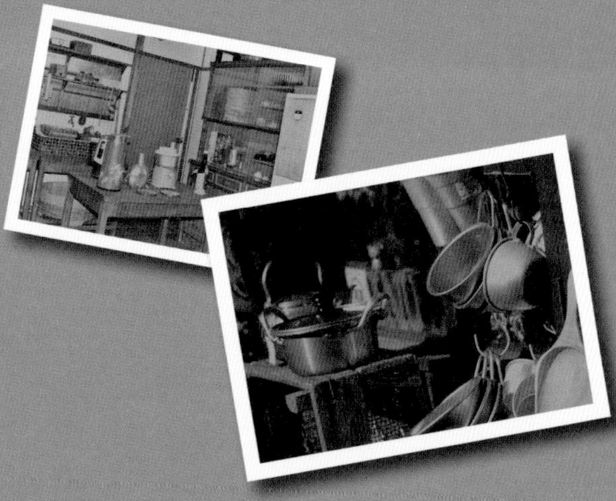

解答は P.91 － 92

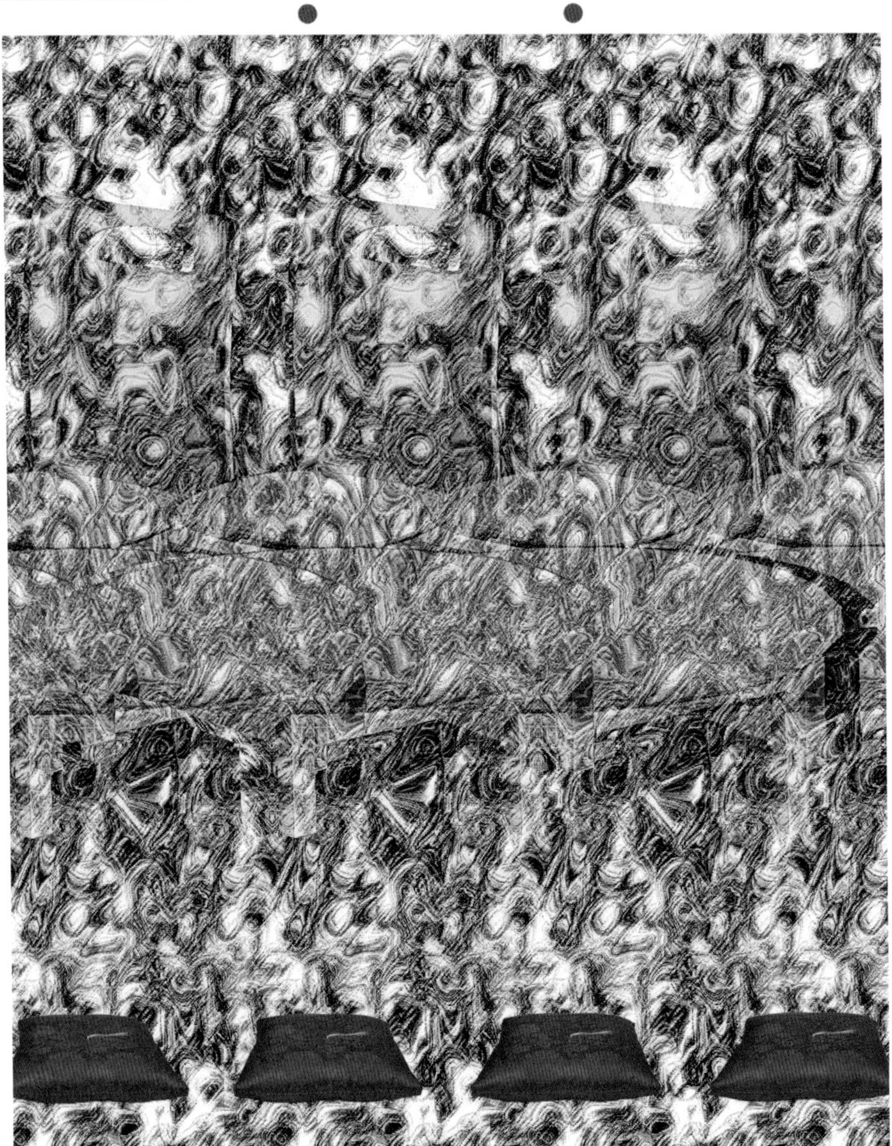

可動式食事用座卓

昭和30年代初めまでは、家族一同の食事時に四畳半のお茶の間でこれを使った。脚は折畳なので、使わない時は片隅に立てかけられ、とてもお手軽で便利な家具だった。

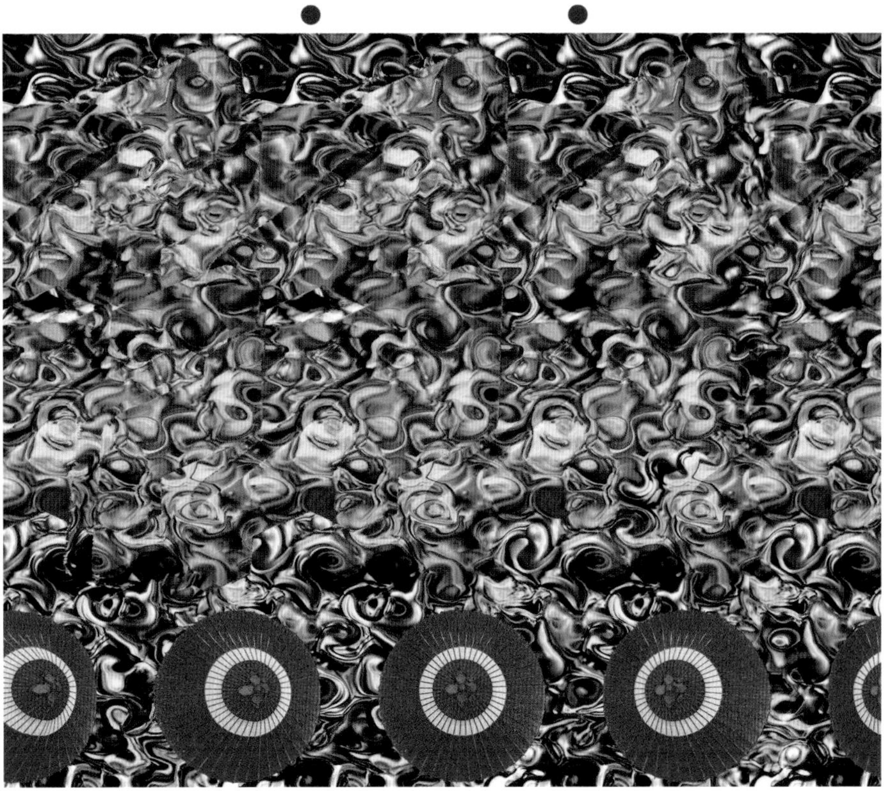

木製履物

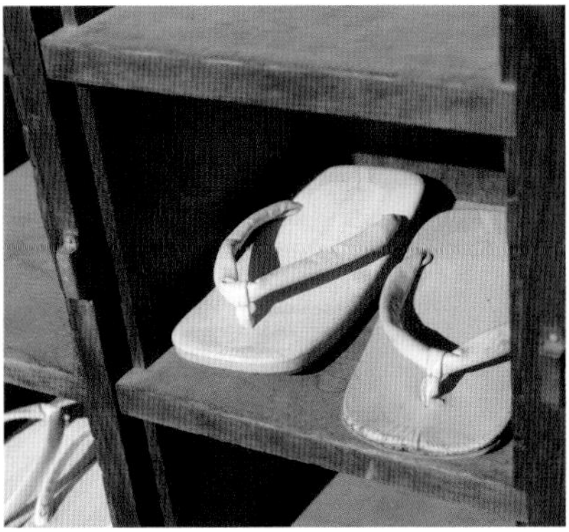

鼻緒がある履物には草履もあった。

　昭和20年代まではごく一般的な履物だった。気をつけなければいけないのは、いきなり鼻緒が切れること。走っているときに鼻緒が切れると、頭から地面に突っ込むことになり、顔も手足もすり傷だらけになる。そしてみんながこちらを指さして大笑いするのだ。でも自分が大笑いする立場になったときのことは、なぜか覚えてない。

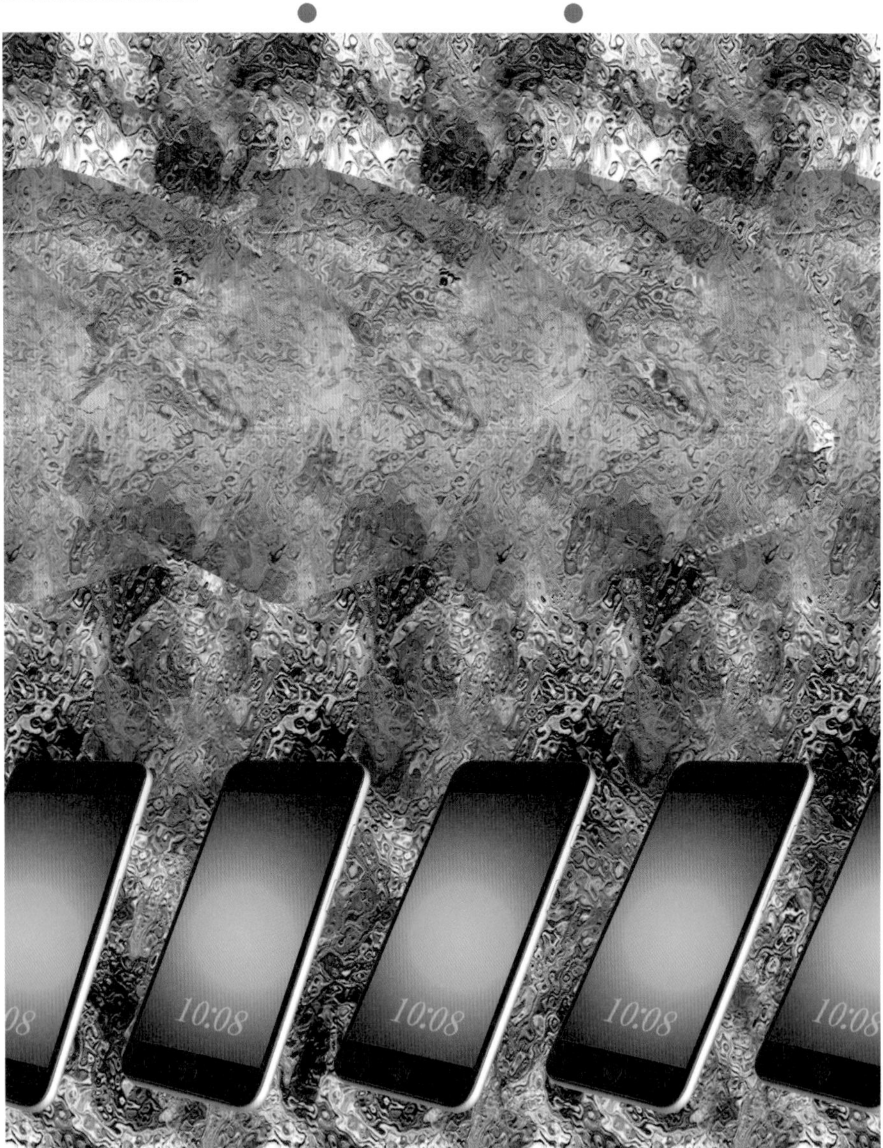

ダイヤル式通話機

ジーコジーコとダイヤルを回すのは時間がかかる。だから番号は1～5までの若いものに人気があり、0や9などは毛嫌いされた。プッシュ式になってからは、どの番号だろうと誰も気にしなくなったようだが、それでも番号の好きずきってあるらしい。

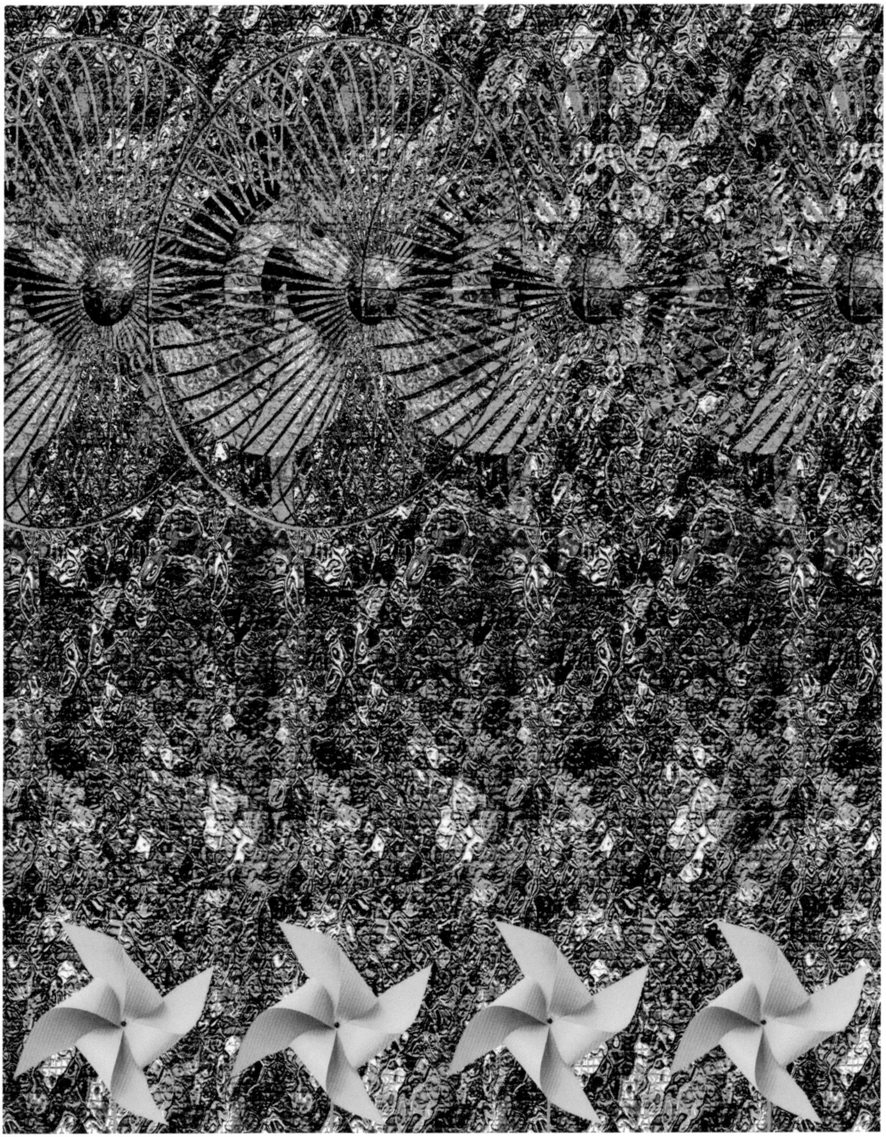

回転式送風機

羽根は4枚、または3枚の黒いものが多くの家にあり、夏の暑さしのぎは「団扇《うちわ》かこれか打ち水」といわれていた。国鉄（現JR）に冷房車が現れるようになっても、地下鉄は「構造的に冷房化は不可能」といわれ、天井でこれが回っていた。

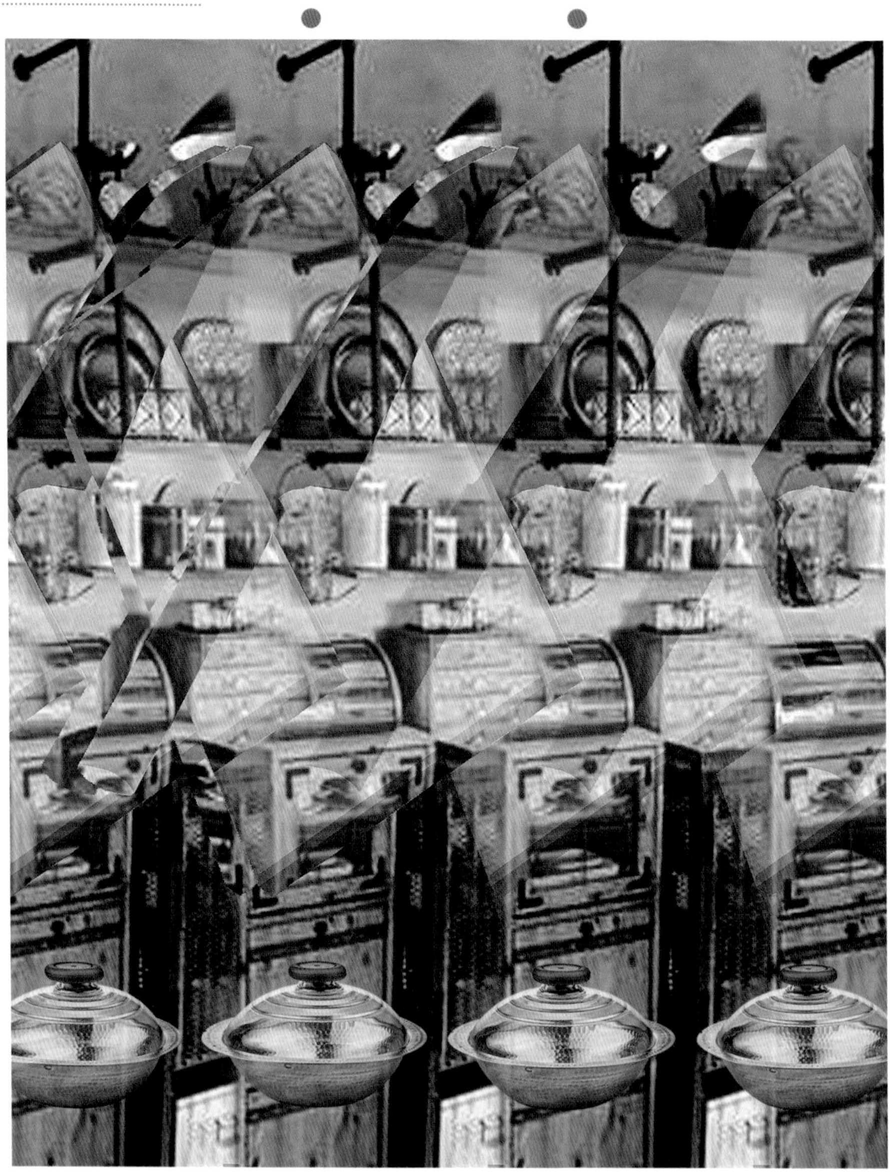

調理器具

料理は誰もがほとんどこれだけでおこなっていた。ヒノキ板と出刃と菜切り。「他に何が要るのよ？」って、母は言っていた。

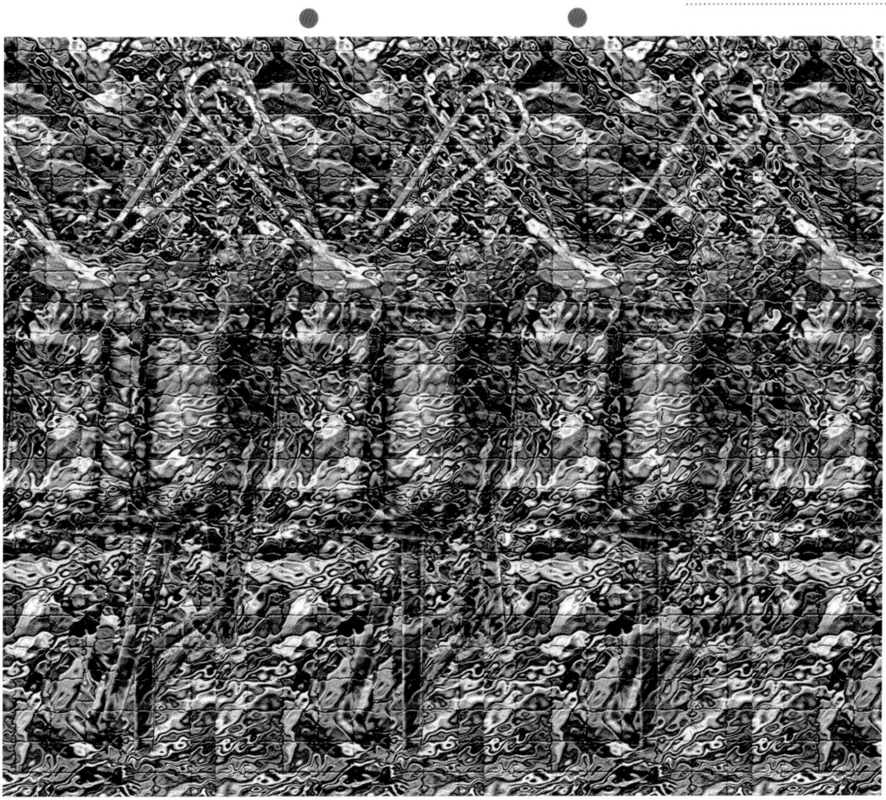

白黒画面

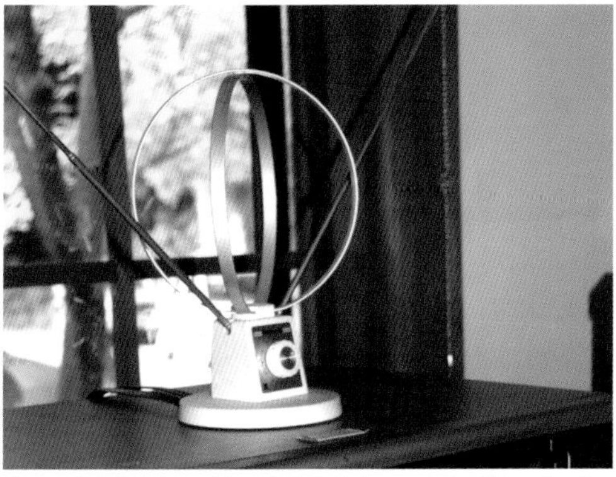

今では考えられないくらい大きな室内アンテナが付いていた。

我が家にこれが初めてやってきた日は、戦後最大の事件だった。でも初めはうまく映らなかった。いつもアンテナをいじってないといけなかった。小さくてはっきりしない画面を、家族全員で真剣に見つめていた。

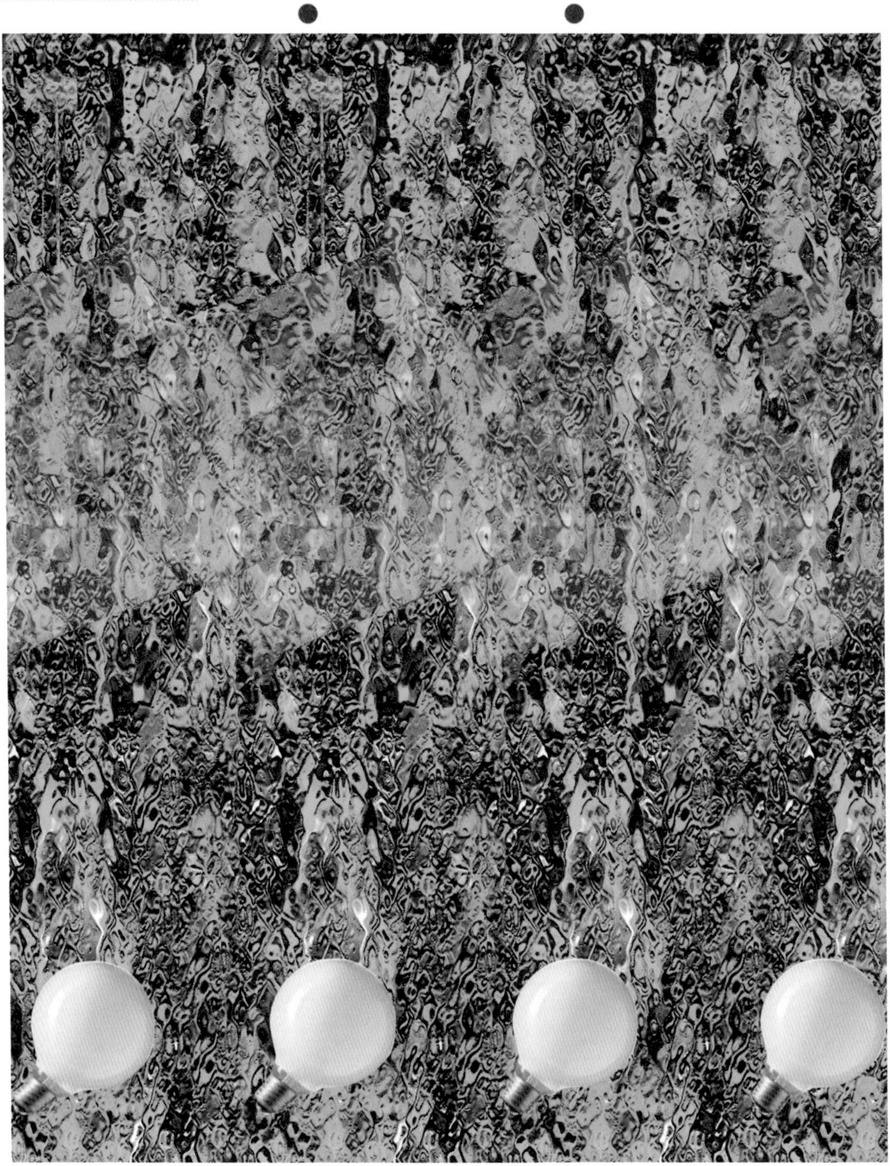

白色照明器具

家庭用の初期は天井からの吊り下げ方式が主流で、スイッチはヒモを下に引っ張った。照明は「点」から「線」になったと言われた。今や「面」となり、そのうち全て「壁」になると聞いたが、そんなに明るくしてどうするのだろう？

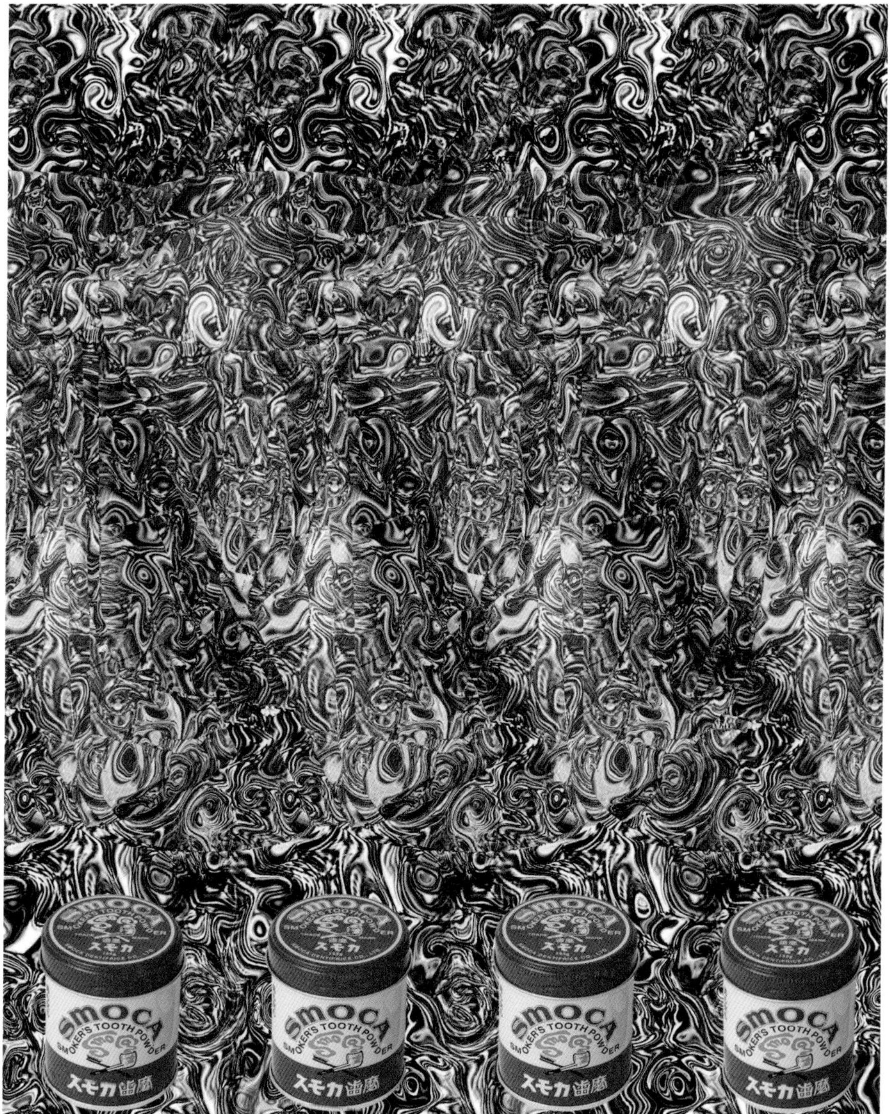

明眸皓歯《めいぼうこうし》

昭和初期、紙袋入りの「粉」が主流だったところへ、潤製缶入り高級粉歯磨き剤「スモカ」が登場した。

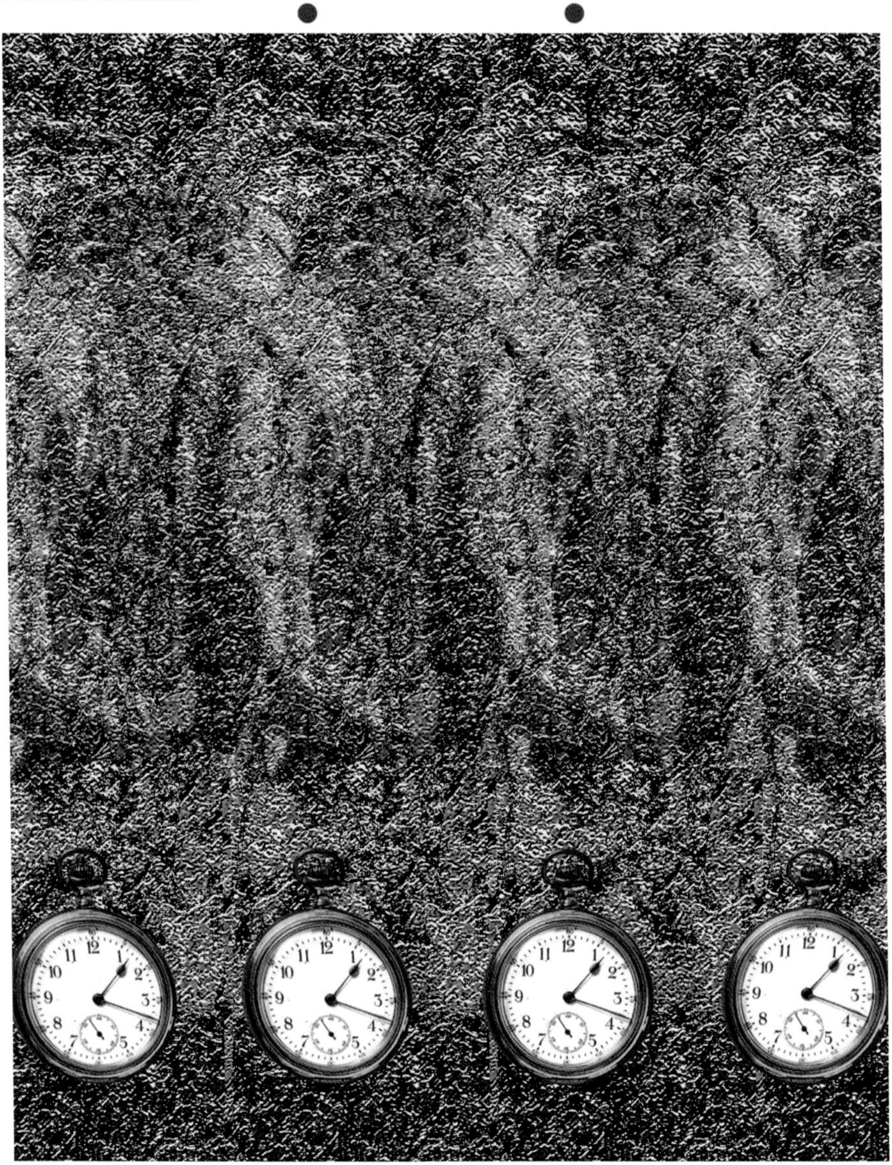

強制覚醒器具

デジタル以前には日本中の家庭がこれで起きていた。ベルがうるさく、手探りでこれを止めるともう二度と鳴ってくれなくて、何度失敗したことか。

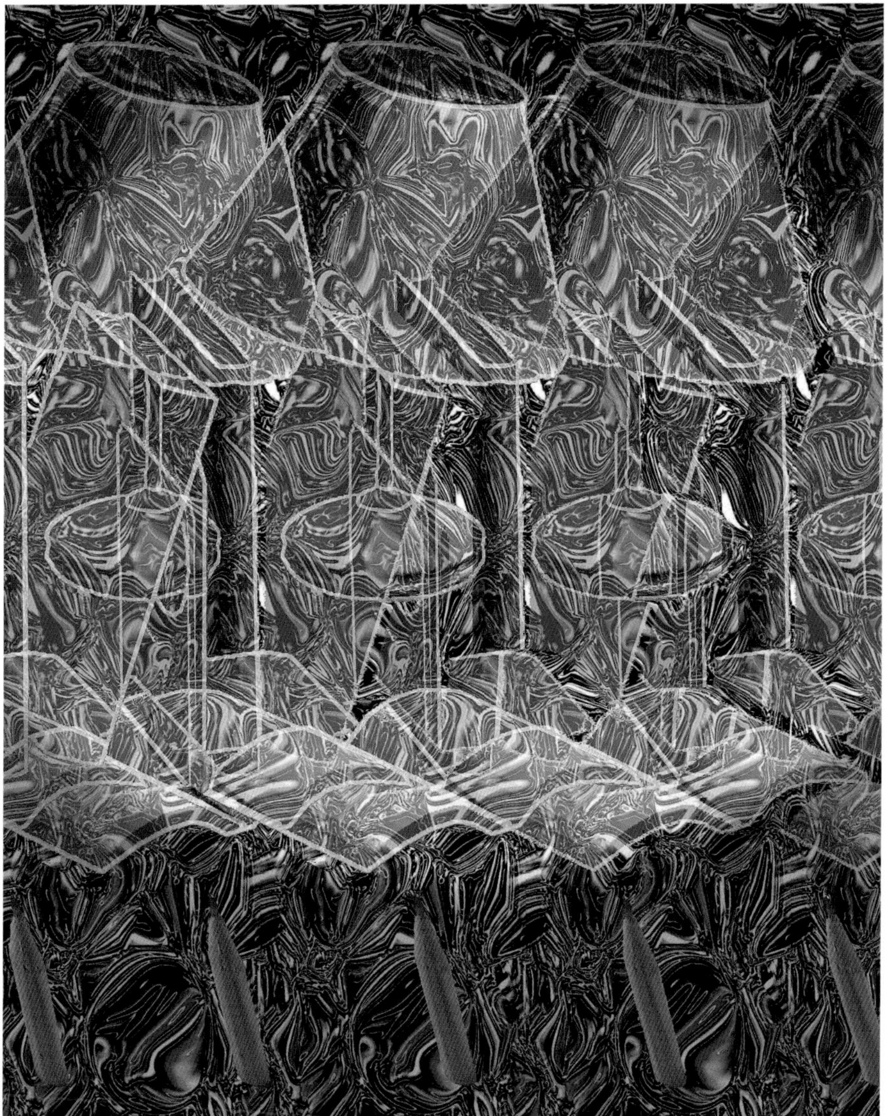

卓上照明

ランプ以後、蛍光灯以前の卓上照明。天井からの照明と違って、自分一人のために照らしてくれているという、安心感とありがたみがあった。著者は今ではLED製のこれを愛用している。

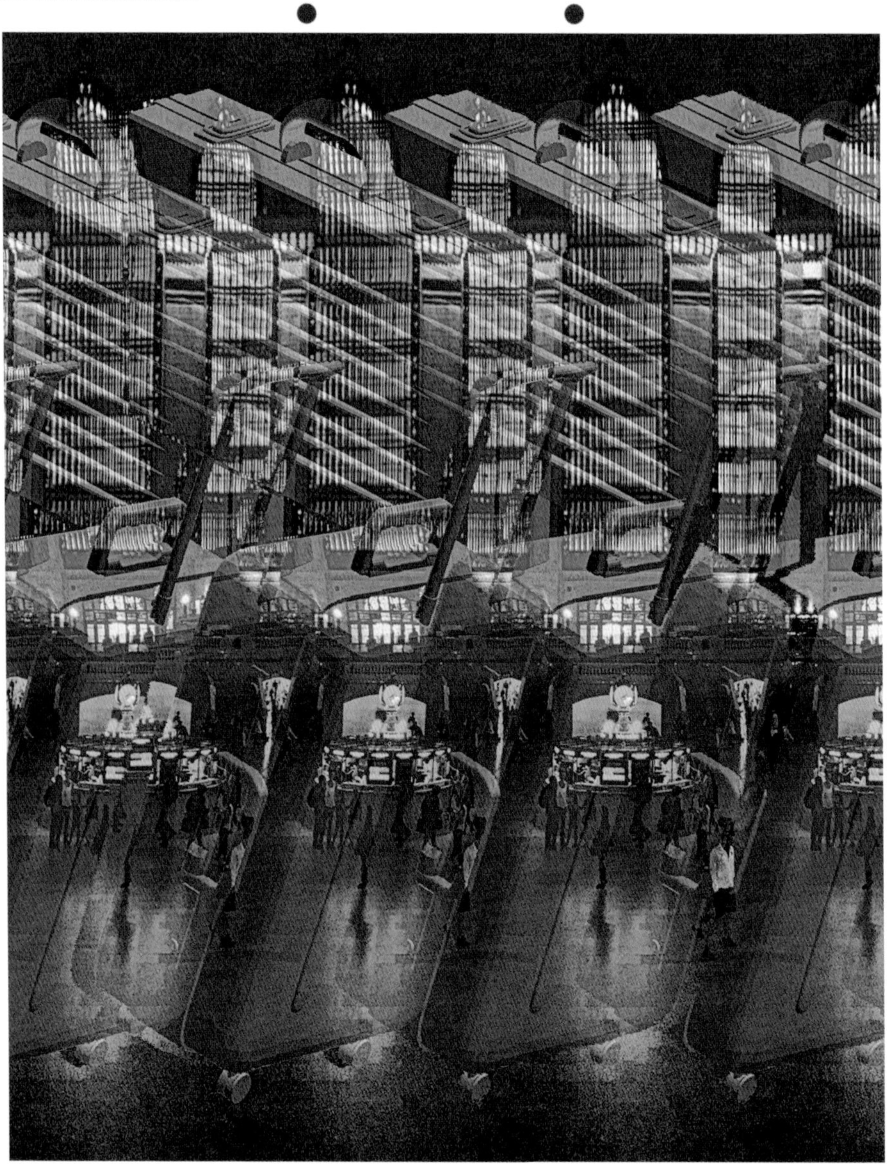

ガラガラ

昭和39年、東京でオリンピックが開かれた年に海外旅行が自由化になった。1ドル360円の時代、沖縄返還以前で、アメリカへの旅はまだ遠かった。

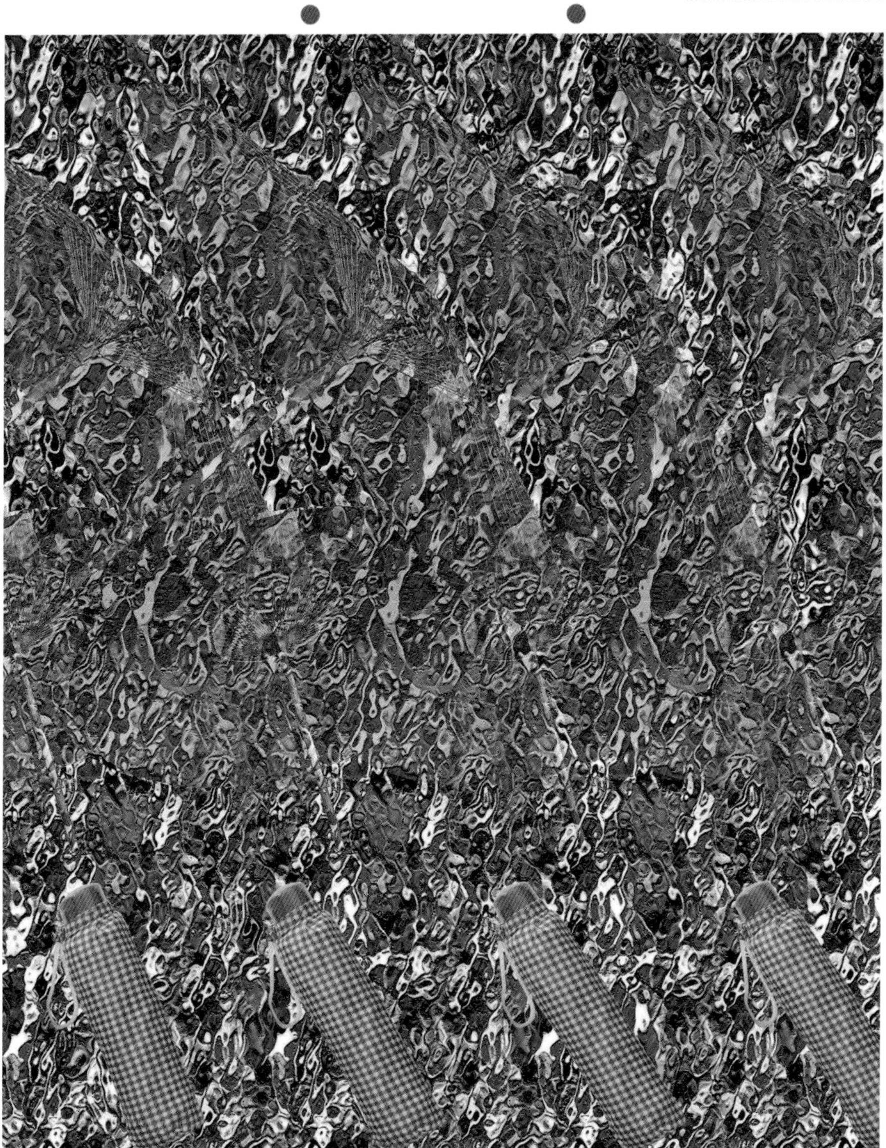

雨除け具

　昔は竹製の骨で貴重品だったこれも戦後は鉄製の骨に変わり、今や安価な折り畳みや100円ショップのビニール製など、一人で何本も持つ時代となった。これの「骨接《つ》ぎ」って、まだあるのだろうか？ え、骨接ぎを知らない？

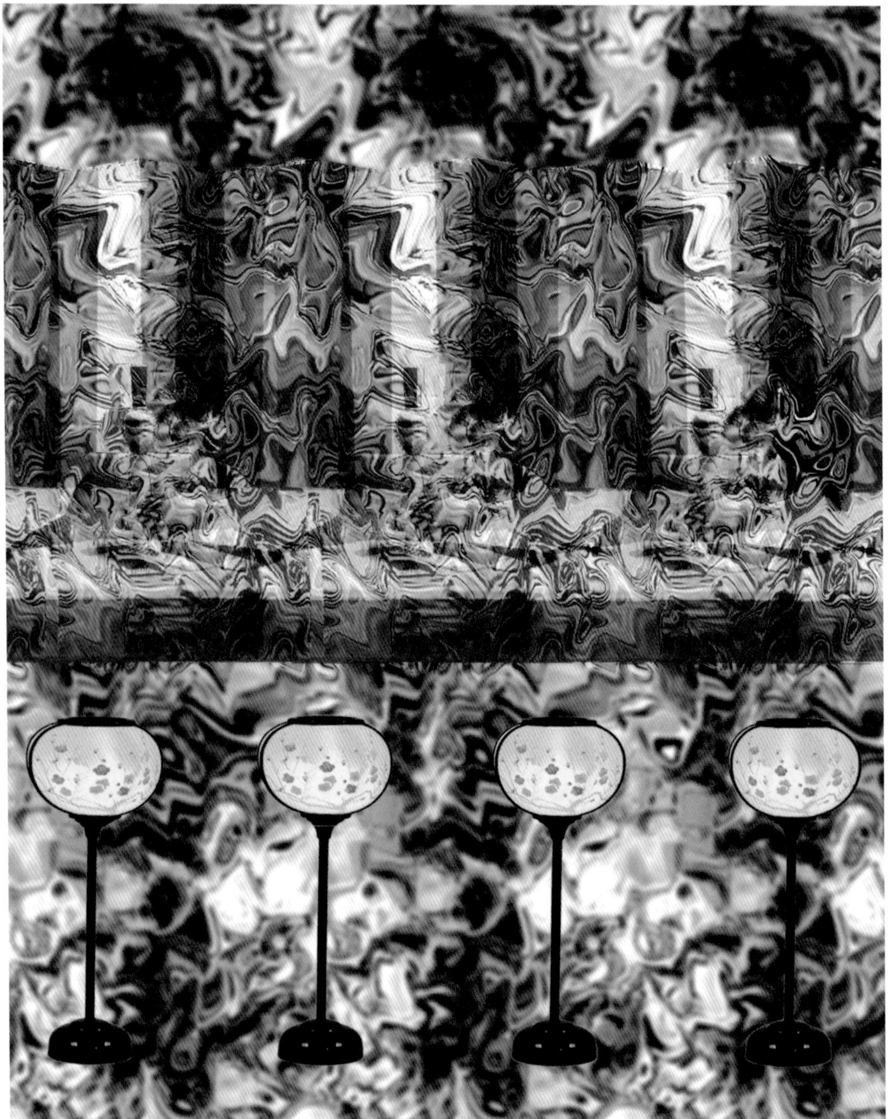

人形の祭り

　戦後しばらくは、女の子の祭りといえばこれと七五三しかなく、クリスマス、ハロウィーン、バレンタインなどはまだ遠い先の話だった。

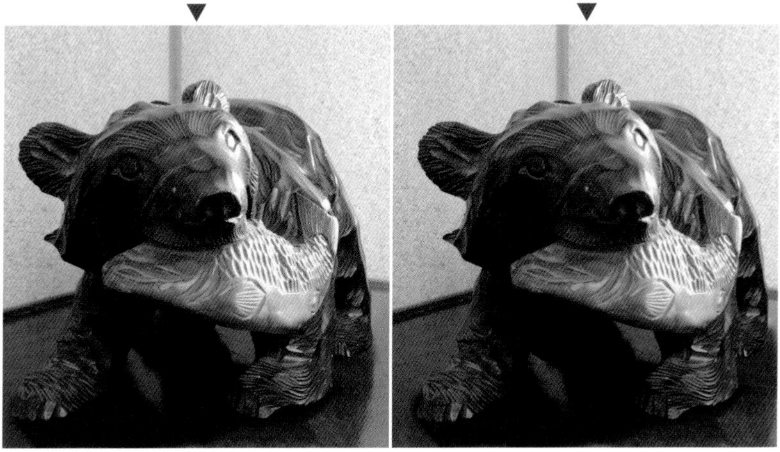

交差法でご覧ください

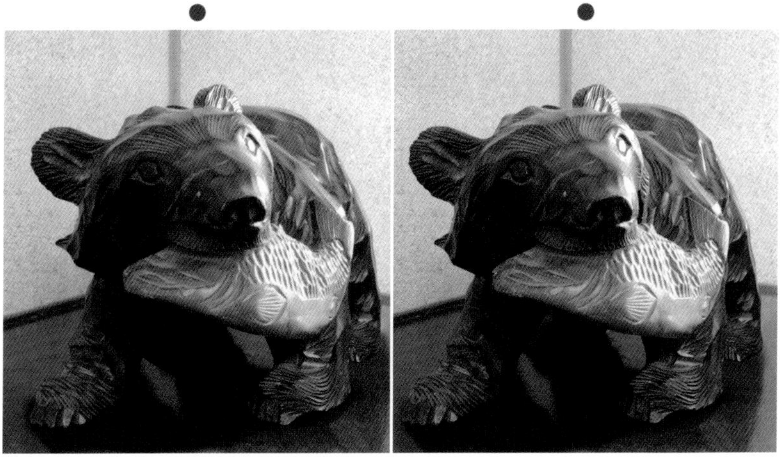

平行法でご覧ください

熊の置物

　昭和30年代以降の北海道ブームで多くの人が土産に持ち帰り、修学旅行の土産の定番にもなった。日本中の一家に一個あったのではないかと思うくらい、どこの家に行っても目に入ったものだが、今や北海道土産といえば食べものが主流だ。

※解答はありません

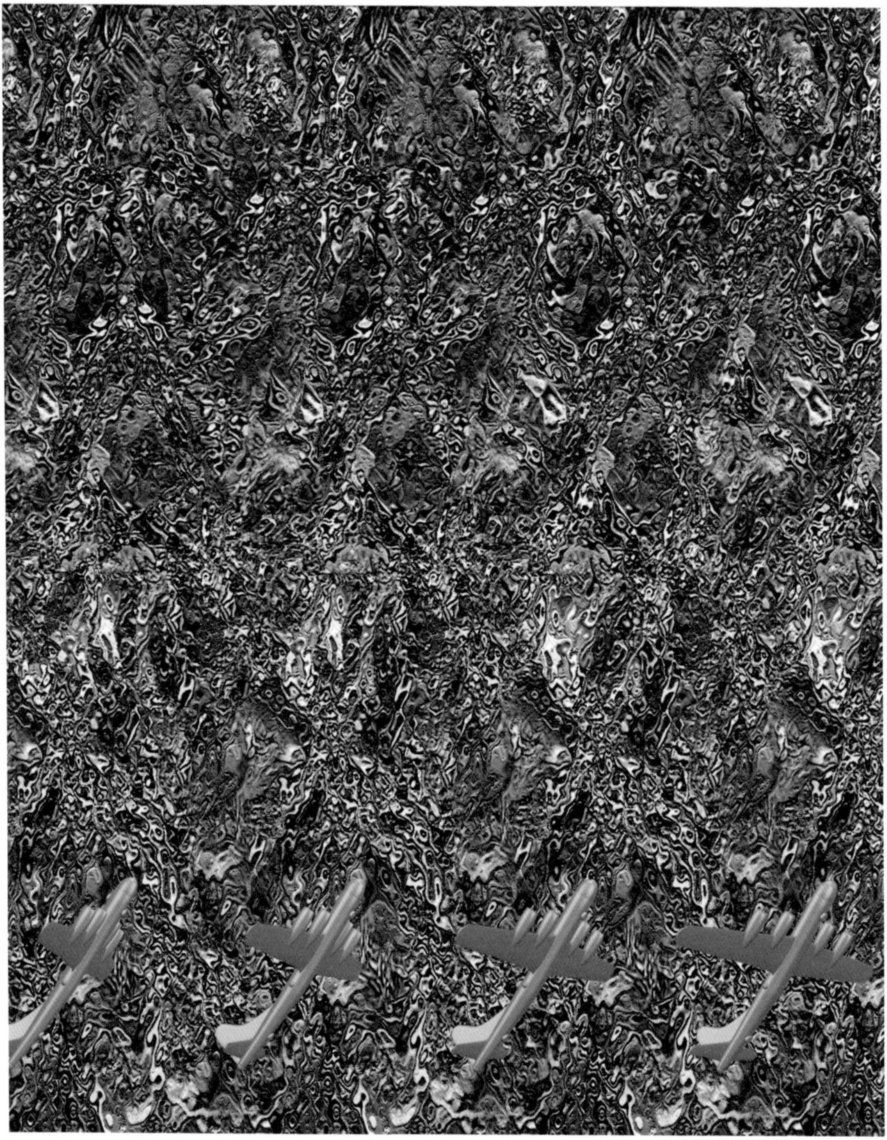

対空襲用

戦時中、特に昭和19年～20年は、子供たちにとって肌身離さず持っていなければいけない必需品だった。冬は暖かくて気持ちよかったが、夏に向かうともう邪魔で邪魔で…。近年防災用として復活してきた。

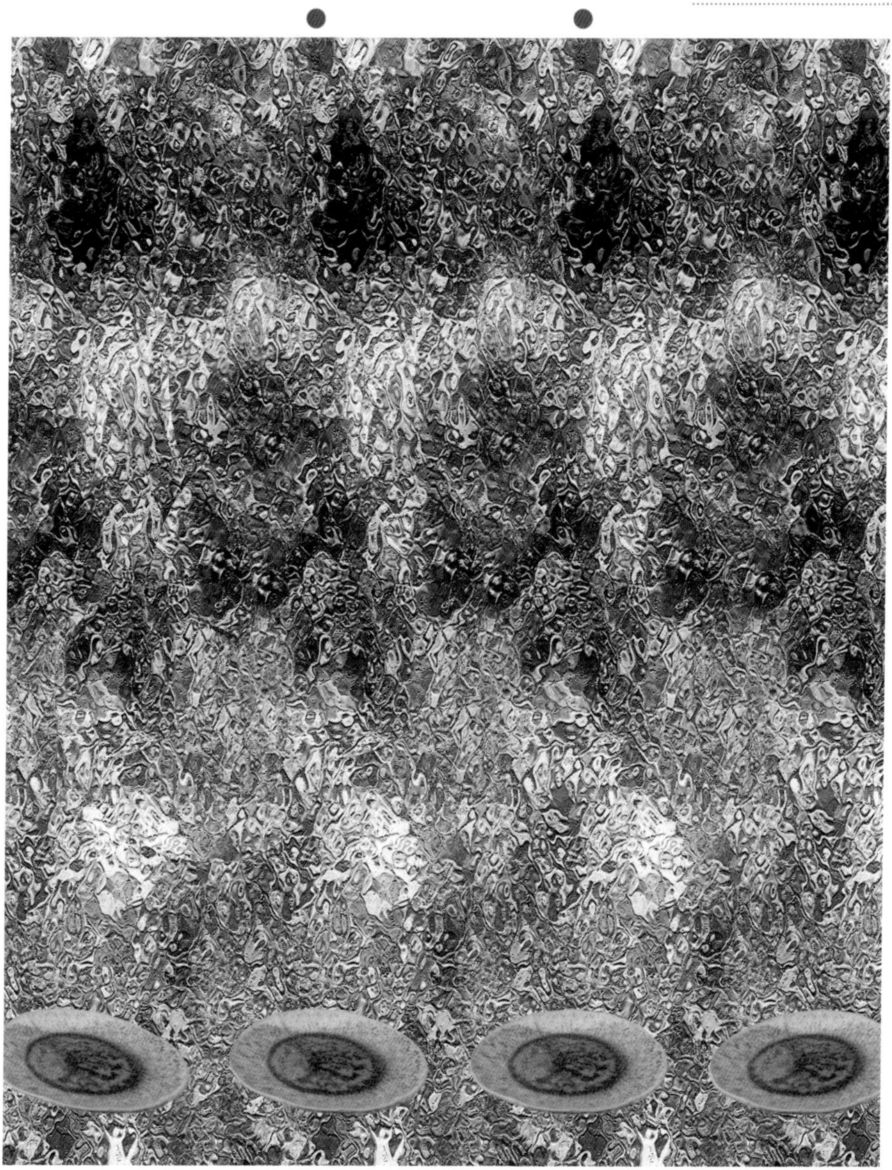

粘土製容器

プラスチック以前の食物保存には主としてこれが使われた。大きいものでは人が入れるくらいのものもあったが、あれの用途は何だったのだろう…やっぱり水しかないか？

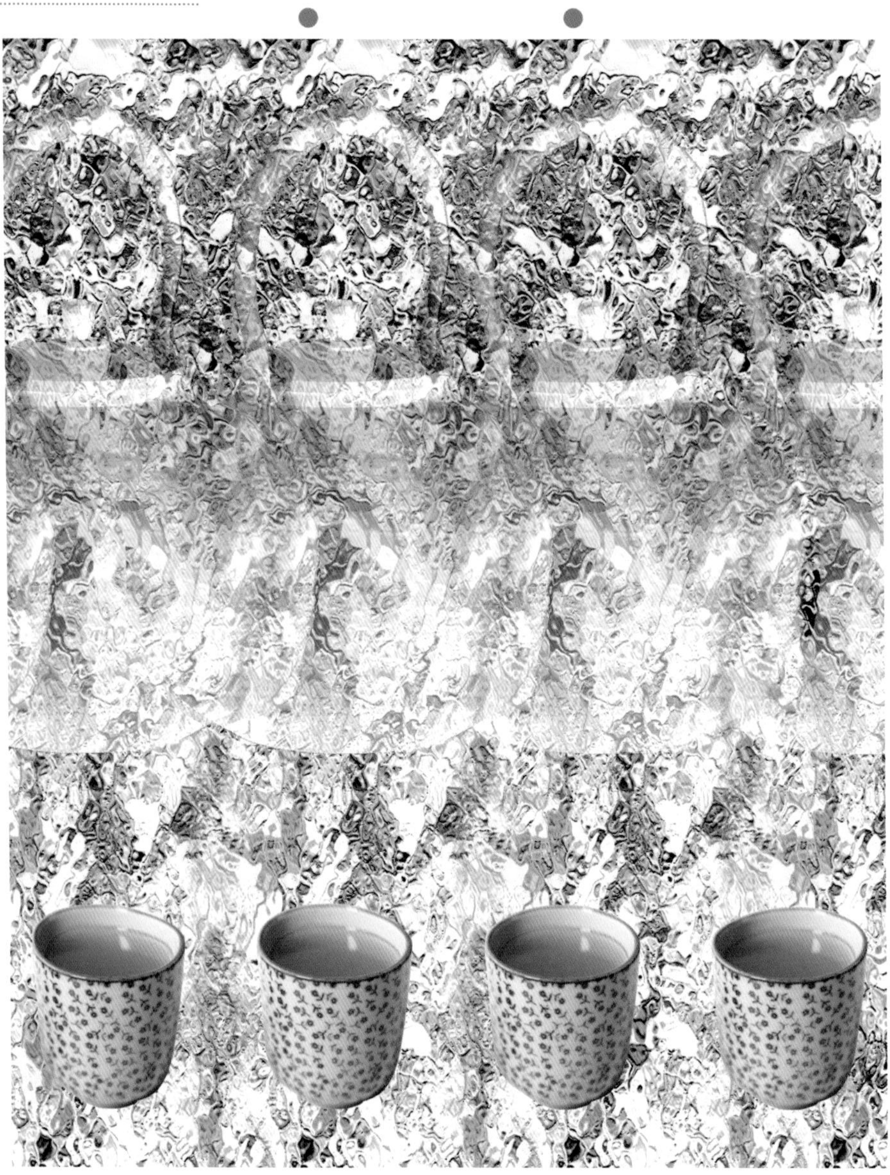

湯沸かし器具

お湯を沸かす専用器具としては、かつてはこれしかなかった。今台所にこれを置いている家庭はどれだけあることか。著者宅にもこれはない。

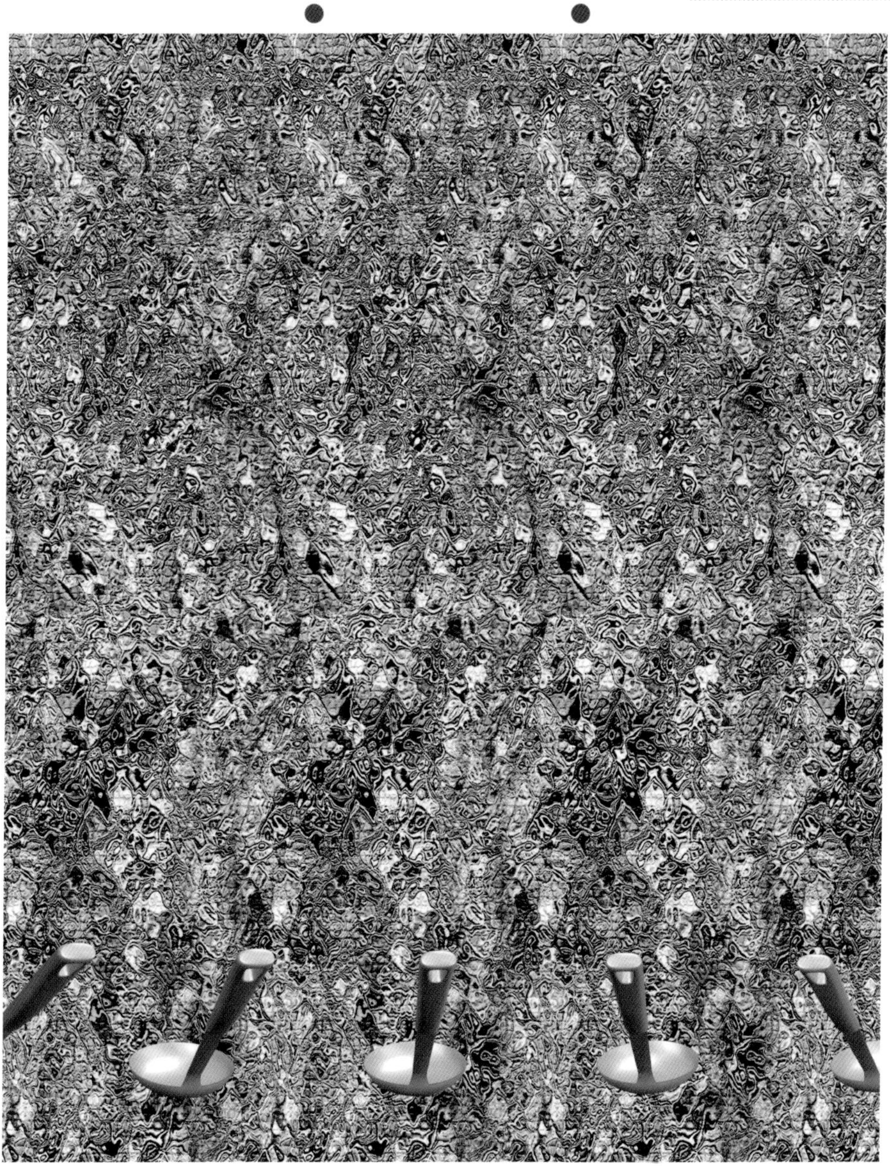

非金属容器

アルミ製、ステンレス製、圧力式などの普及で一時激減したが、最近はその良さが見直されている。IHヒーターでは使用できないのが残念。

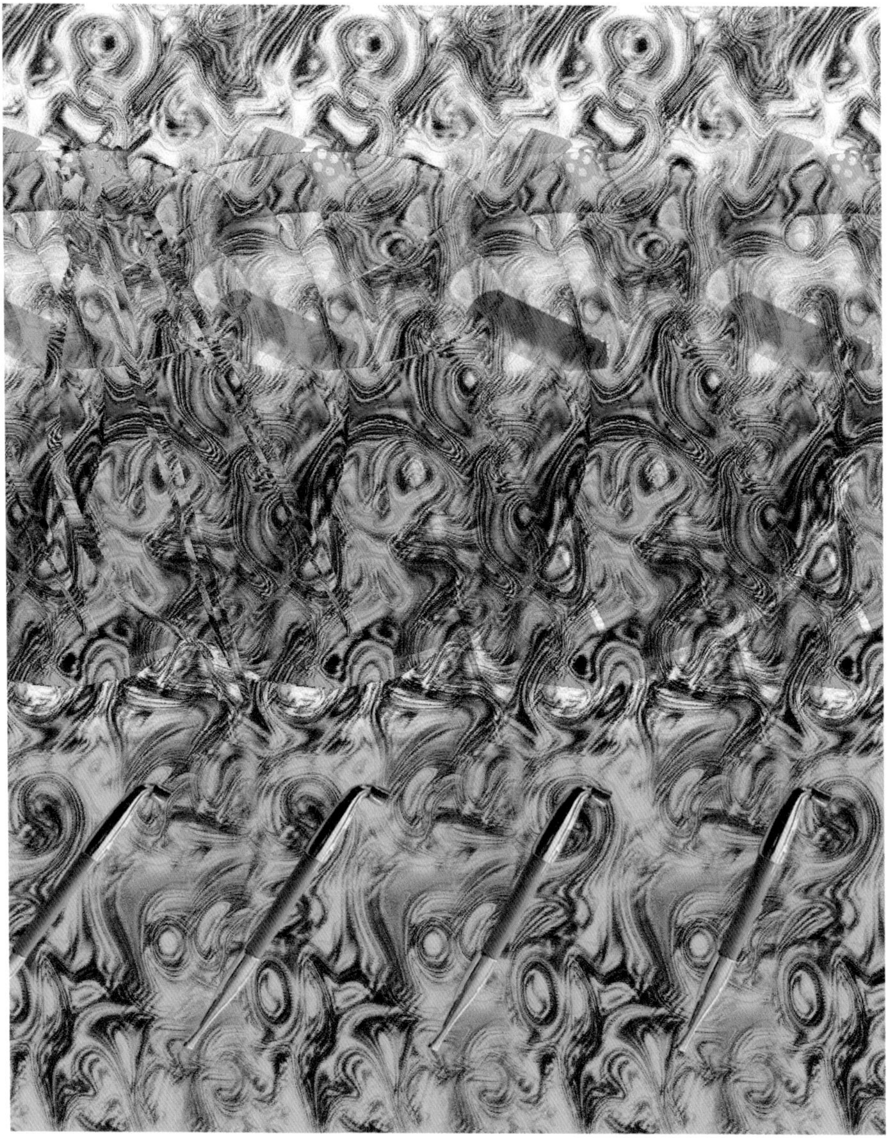

炭火式暖房器具

かつてはこれと炬燵《こたつ》が暖房の主流だった。炭以外には練炭《れんたん》や豆炭《まめたん》も使った。霜柱を踏んで登校した小学校の教室では、その日の当番がダルマストーブに石炭を投げ入れてたが、割り当てのバケツ一杯の石炭は昼休みまではもたなかった。

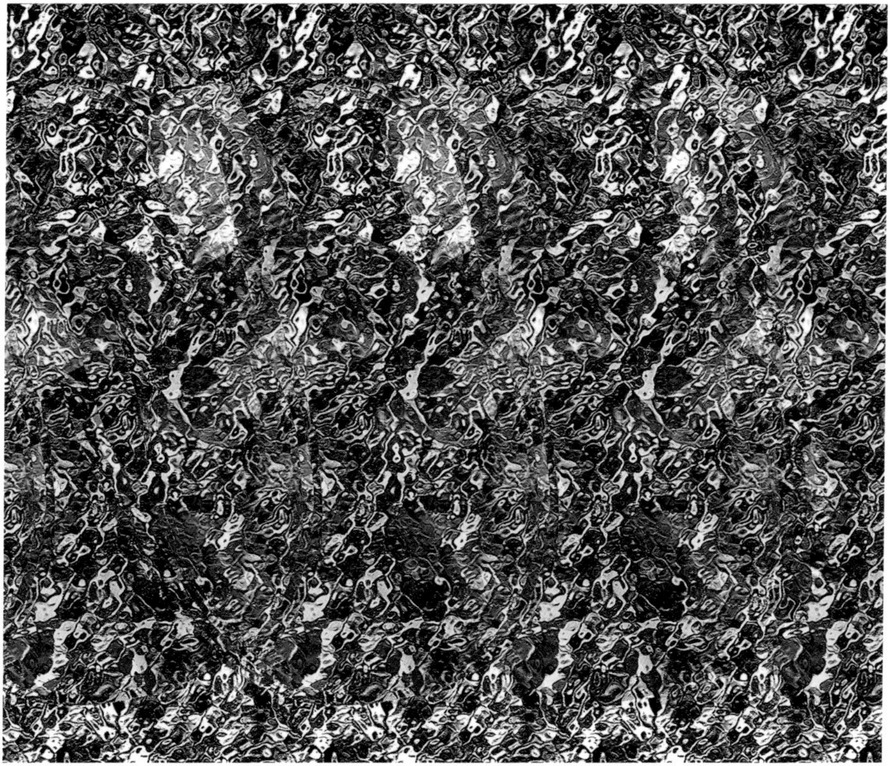

携帯飲料容器

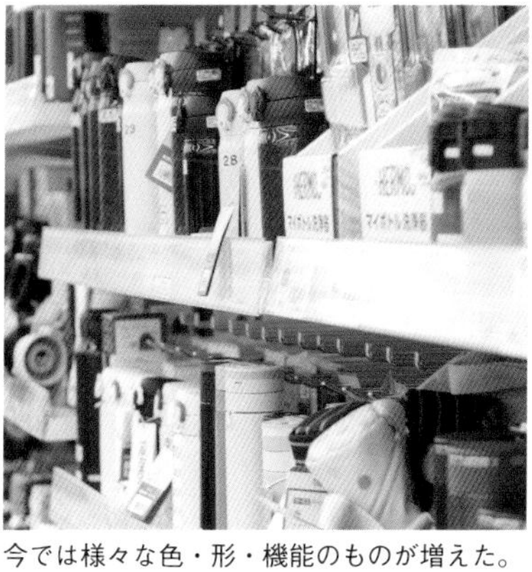

今では様々な色・形・機能のものが増えた。

　ふだんは水道の蛇口から直接ゴクゴク飲んでいたので、これの出番は遠足と運動会くらいのものだった。今のようなカラフルなもの、キャラクターものなどはもちろんなく、ひたすら地味なアルマイト製しかなかった。

　保温性など夢のまた夢で、冷水だろうが熱いお茶だろうが、どちらもすぐに生ぬるくなってしまった。

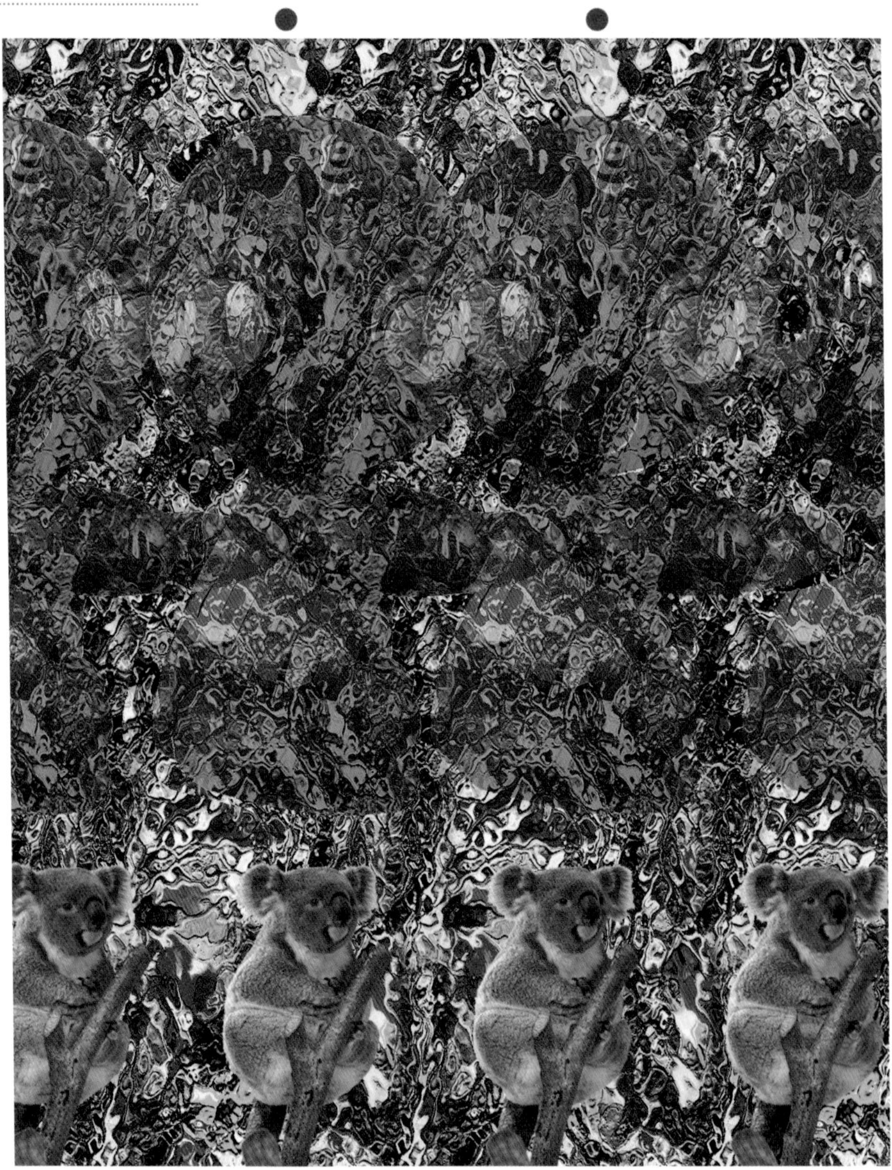

抱きつきペット

昭和35年、タカラが発売して大ブームが起こった。最初は「ウインキー」という名前の空気入りビニール人形として売り出された。

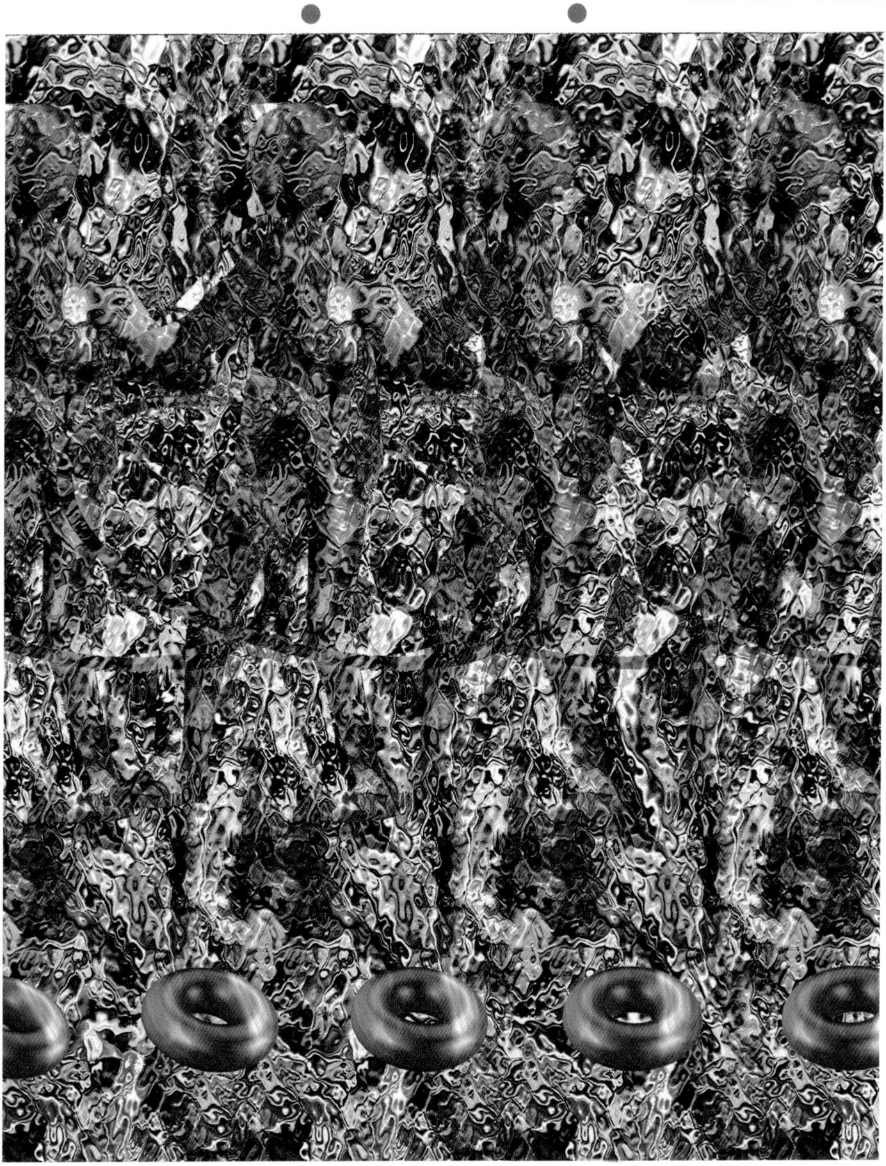

リングのダンス

古代エジプトからの歴史があるが、日本では昭和33年の発売時、大流行して老いも若きもこれに熱中し、前者に腰を痛める人が続出した。

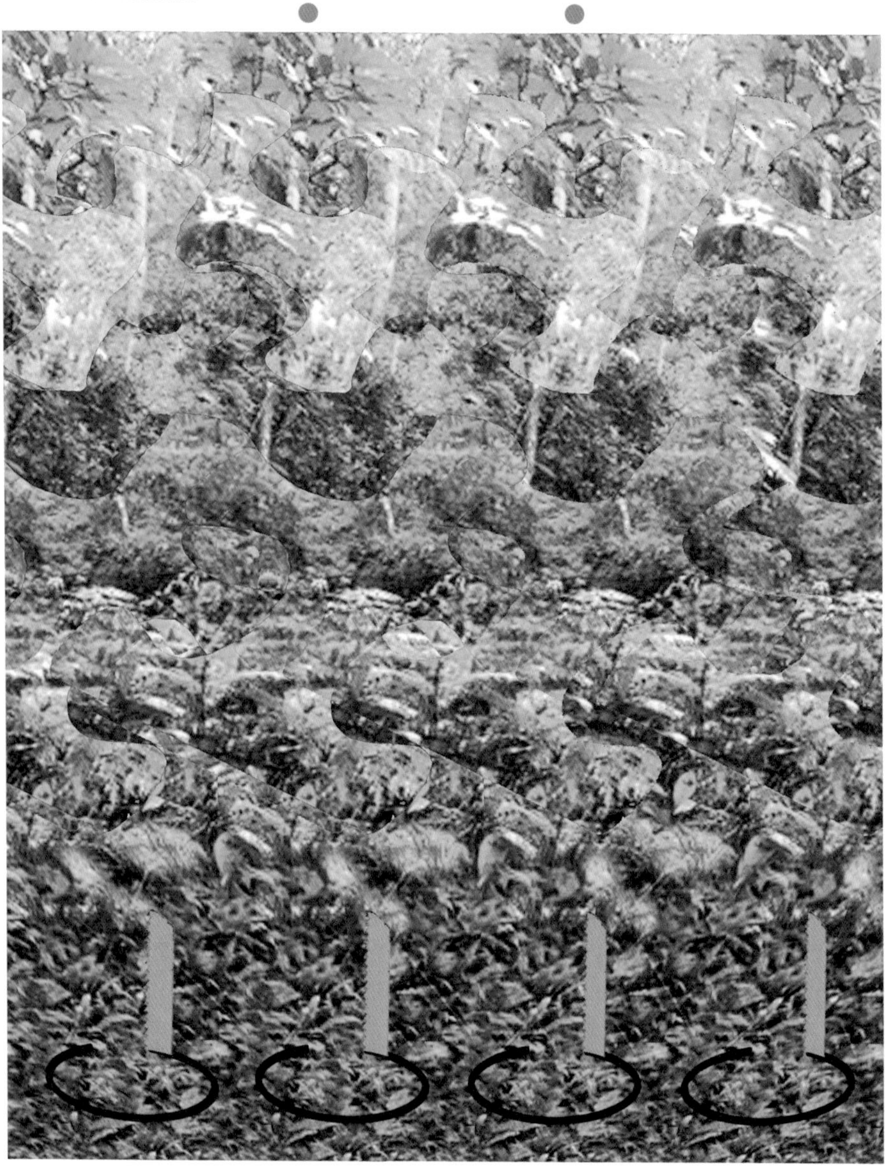

鋸《のこ》切り出しパズル

昭和49年、上野にモナリザがやって来たとき、モナリザが描かれたこのパズルが売り出され大ヒットした。それがきっかけとなって多くのこのパズルが売り出され、全国に広まった。

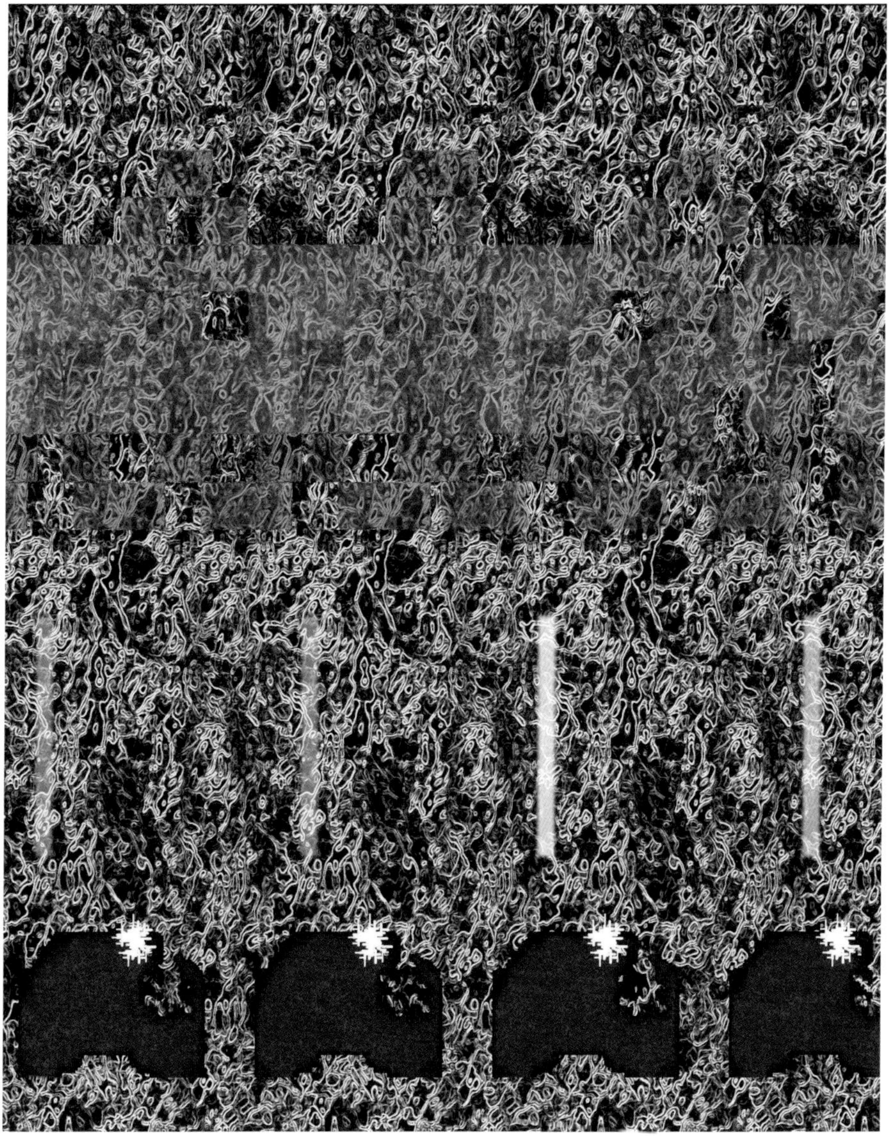

テレビ用遊戯ソフト

昭和53年、タイトーのスペースインベーダー、55年にナムコ（当時）から出たパックマン、どちらも世界的な大ヒットとなった。最近のゲーム類はこれらとはまるで次元の異なるものとなり、年寄りには理解不能の存在になり果てた。

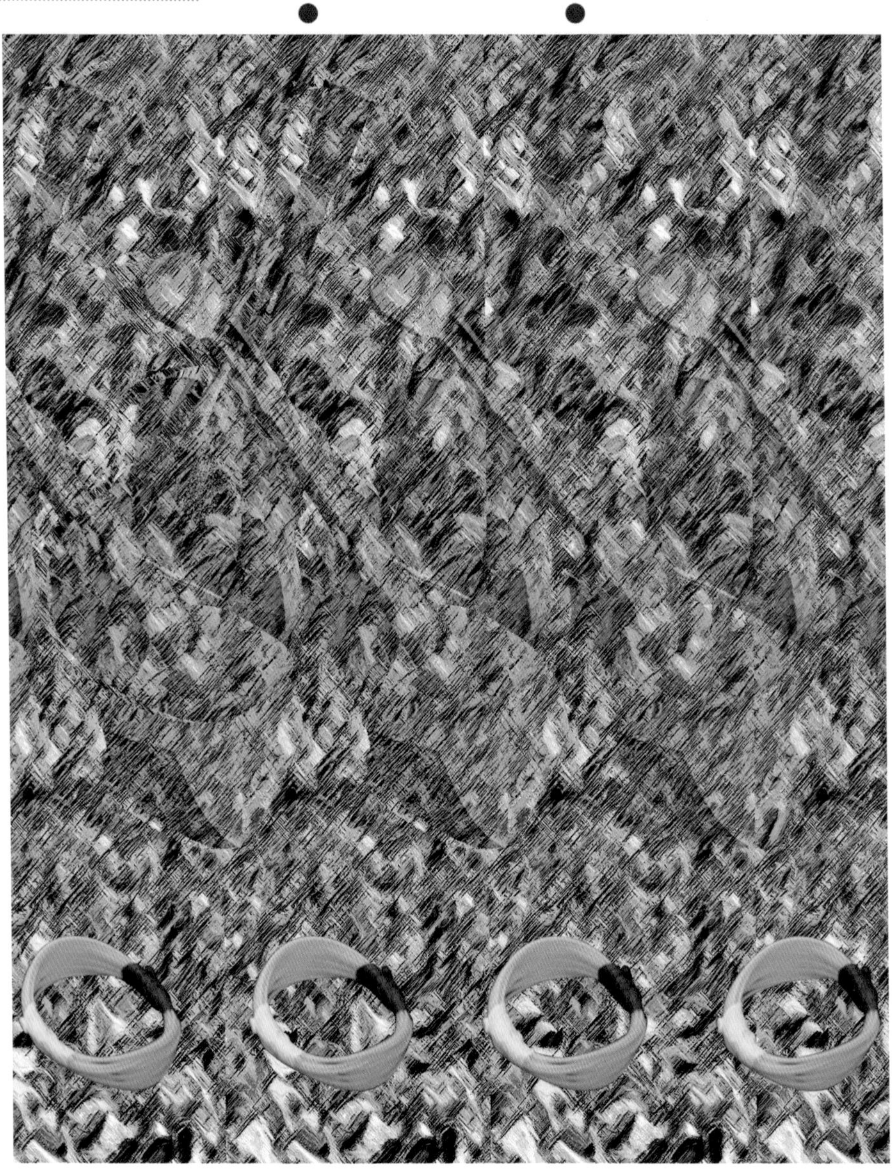

三弦と六弦

昔は弦が三本だった楽器はいまや六本のものに変わり、しかも音を鳴らすのに電気まで使うものもある。

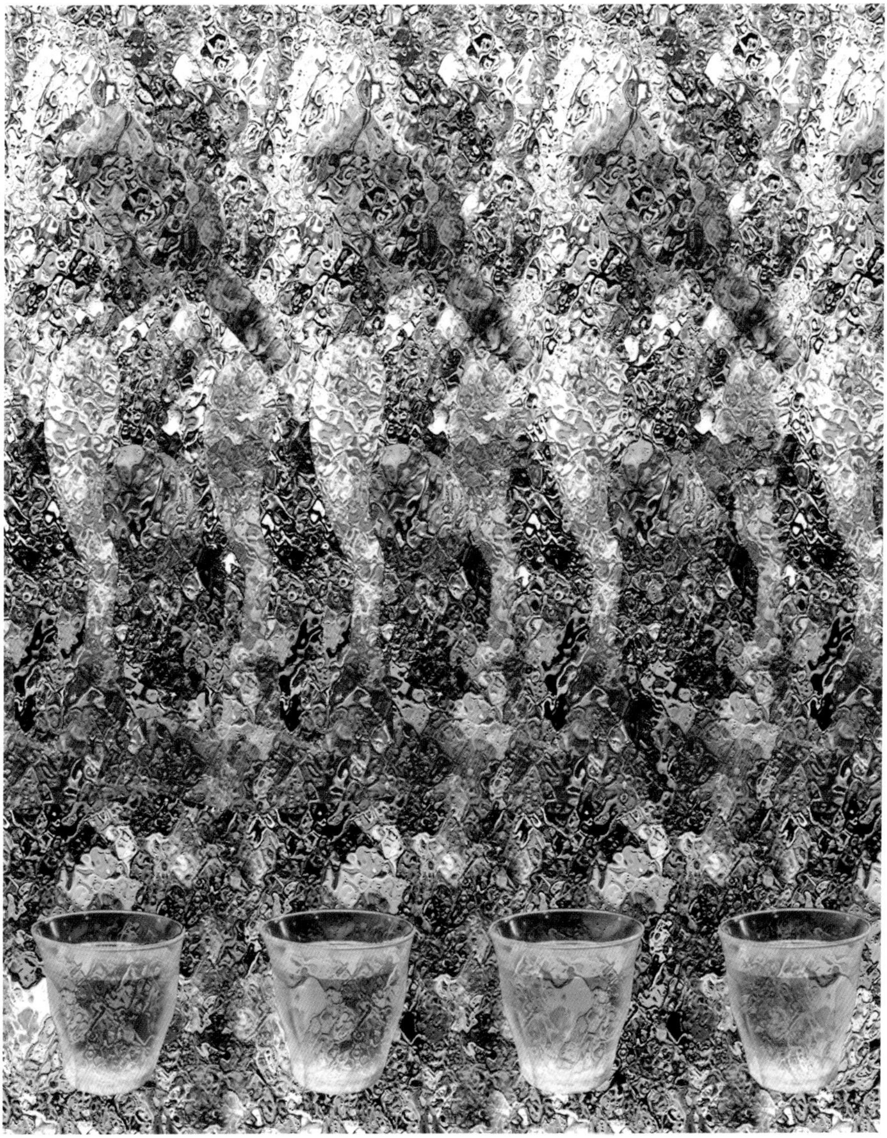

疑似永久運動機関

昭和40年代後半に流行り、原理がわかるまでは不思議で仕方なかった。初めて露店で出会ったとき、テキヤの兄さんは「これぞ今世紀最大の発明、ニュートン先生の法則を破る永久運動機関だ」と叫んでいたが、これってサギでないか？

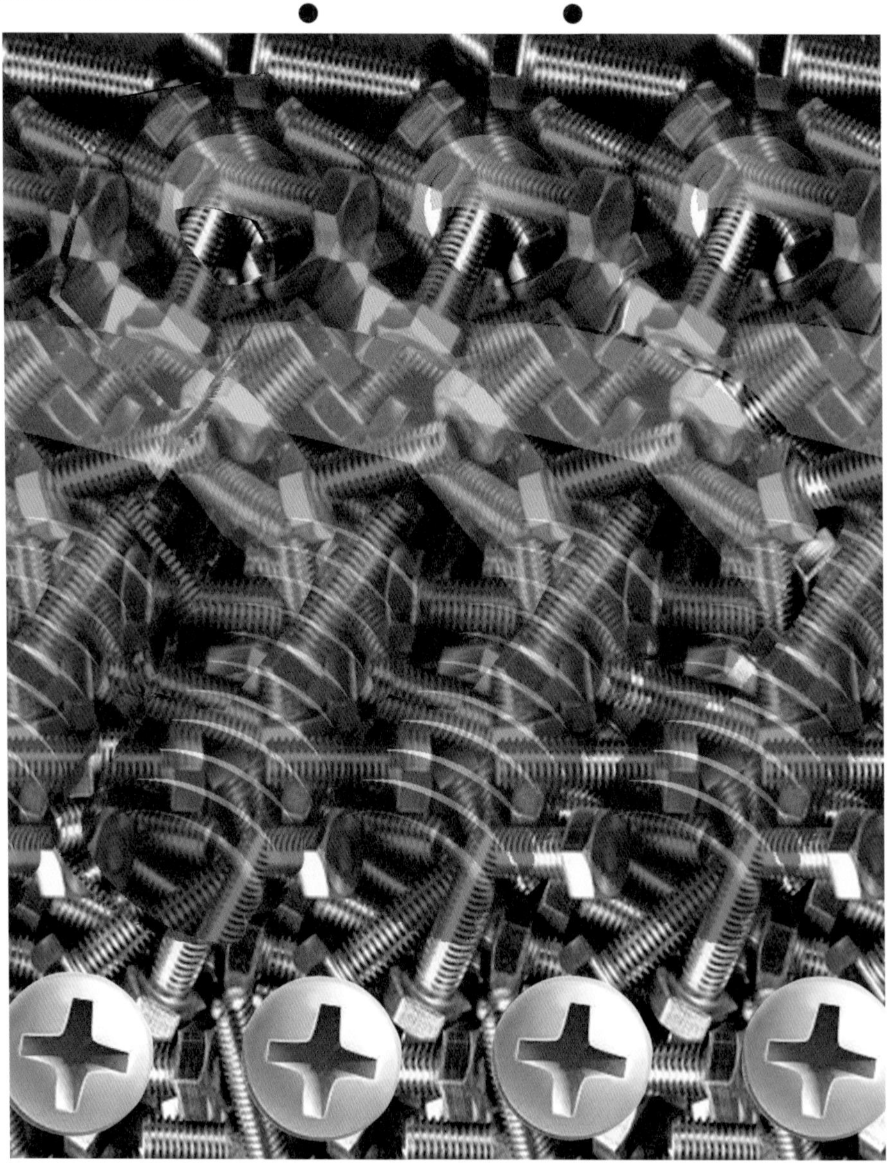

十字型

本田宗一郎が日本に持ち帰り、普及させた。その構造の特性で、汚れが溜まって錆びやすいという欠点はあるものの、ほとんどの分野でマイナスを駆逐した。しかし高級腕時計には歴史の背景もあってか、いまもプラスは使われていない。

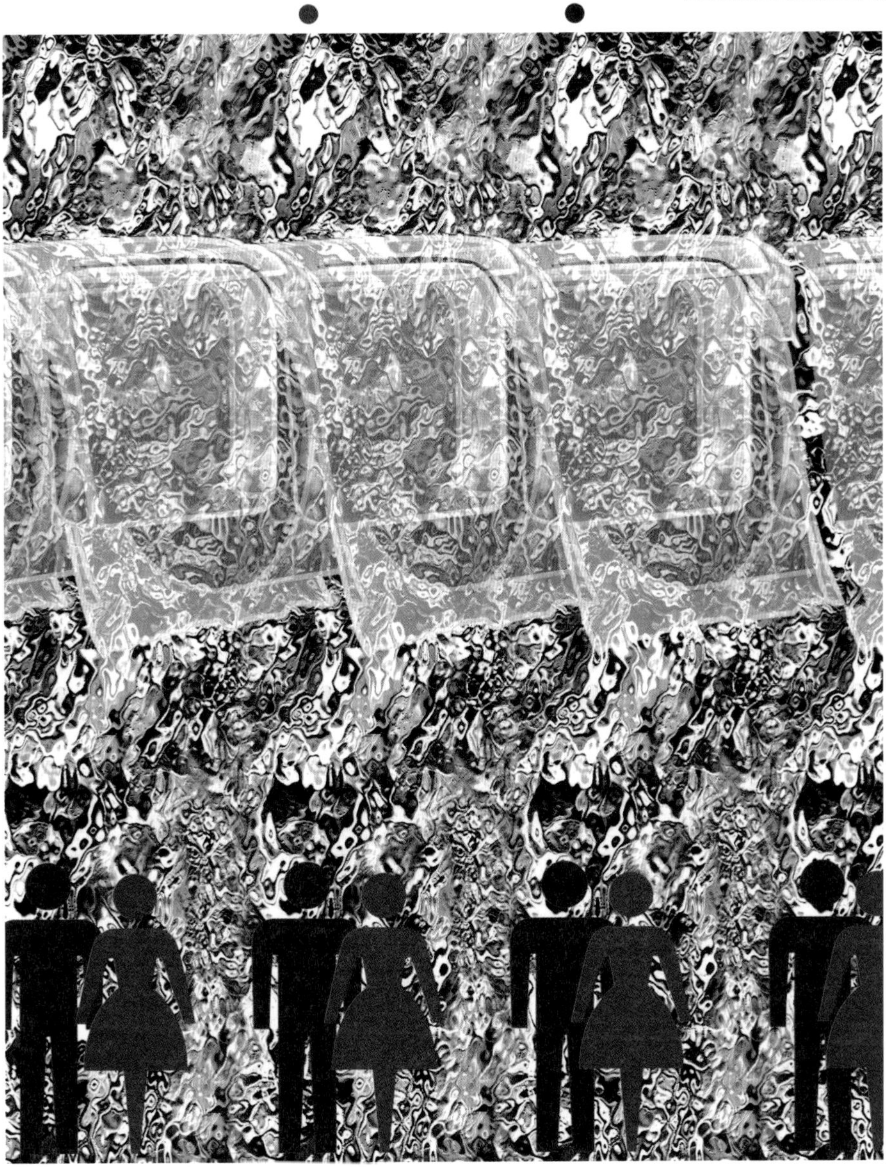

御不浄用巻紙

昭和30年頃から下水道が普及し始め、それと共に洋式トイレとこの組み合わせが広まり出した。それまで使っていた厚手の塵紙には「落とし紙」という呼び名があった…なんて、もう誰も知らないだろうな。

column 1

人々の暮らしも街並みも変貌した 昭和30年代

当時のことでまず思い出されるのは、三種の神器《じんぎ》だろう。神器とはよくもつけたりの呼び名で、洗濯機、冷蔵庫、テレビジョンというそれまで高価すぎて手の届かなかった天上のものが、戦後の混乱から立ち直り、豊かになった日本中の家庭に降臨してきたのだ。

当時のテレビは14インチの白黒ブラウン管で、アンテナも室内用だった。チャンネルを変えるたびに角度も変えなくてはならず、どの家庭にもアンテナ調節の名人がいたものだ。

洗濯機は渦巻き式、噴流式、振動式などいろいろな種類があり、洗濯が終わると濡れた洗濯物を引き上げ、1枚ずつローラー式の絞り機に潜らせて水気を絞り取った。

昭和30年には後楽園に遊園地が出現した。フロリダのローラーコースターそっくりのジェットコースターが目玉だった。経済成長が進み、30年代はオリンピック開催という大義名分で、東京中が狂気のごとく変貌を遂げていく。高さ日本一の東京タワーが建ち、道路が拡張、新設され、日本橋に覆いかぶさらんばかりに造られた首都高速道路は四方に伸び、東京の姿はあれよあれよという間に一変した。そして、戦災の被害を辛くも逃れた古い東京の街並みも多くは消えてしまった。

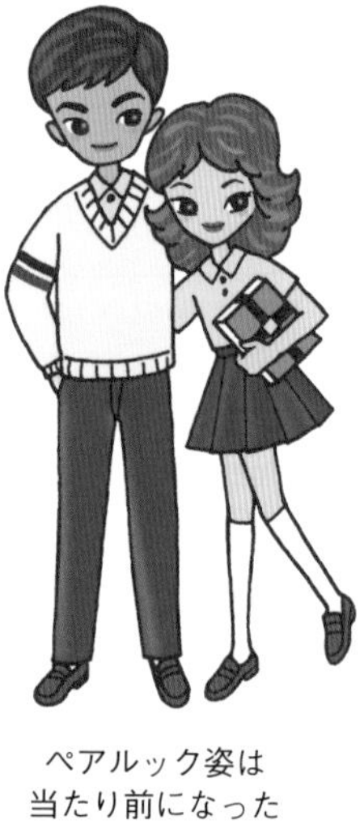

ペアルック姿は
当たり前になった

2章

昭和の街中

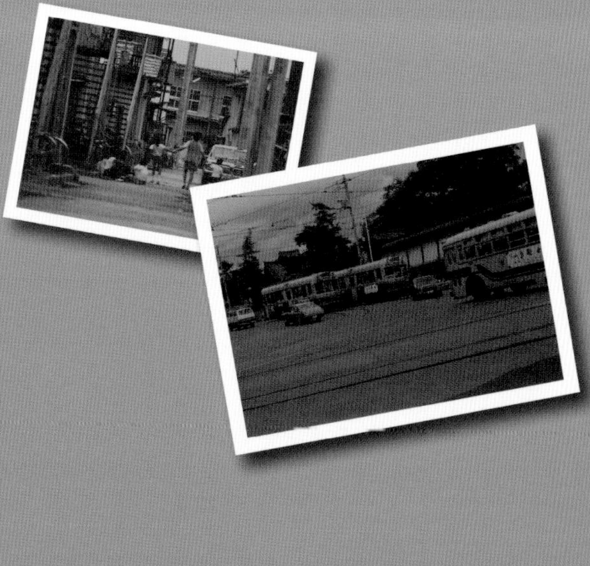

解答はP.93 － 94

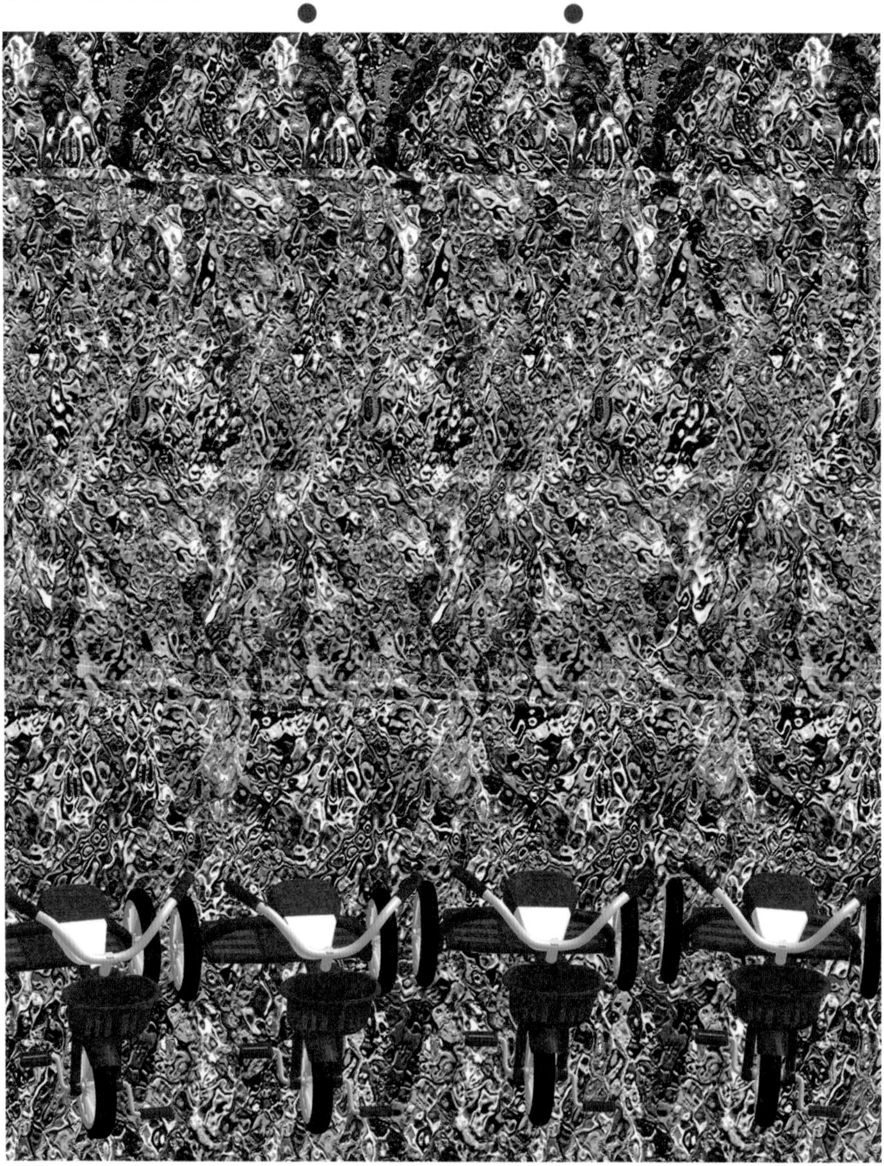

免許式三輪車

戦後数多くこれらが作られたはずだが、路上を走っていたダイハツミゼットとマツダ号だけが著者の頭に残る。初めはハンドルが棒状のオートバイ方式、助手席は左の外側にはみ出す感じで、見ているだけで危なっかしかった。

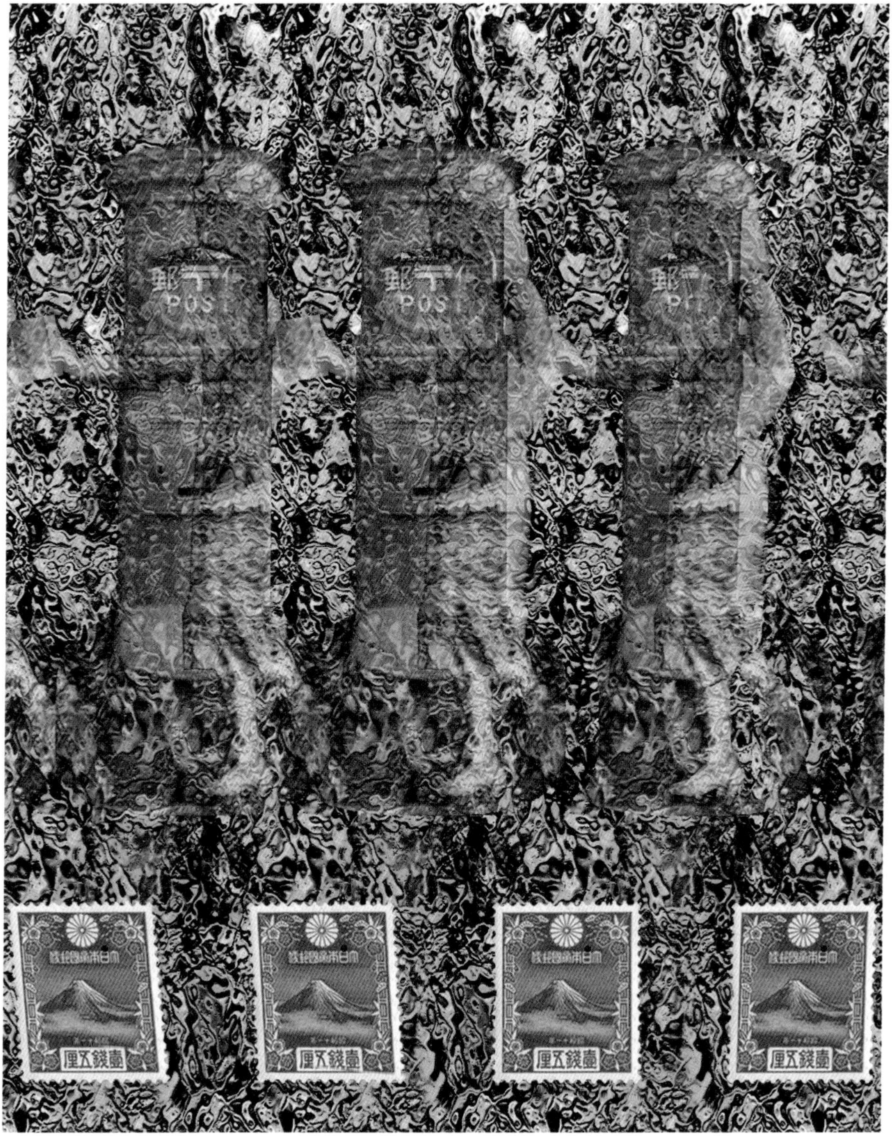

郵便局出張受取器

　戦時中の金属供出でこれらはコンクリート製に変わった。戦後GHQの支援でもとの鋳鉄製に戻り、その後現在の角型に変わった。でも当時の赤くて丸いものは、数は少なくともまだ全国各地で現役で働いている。

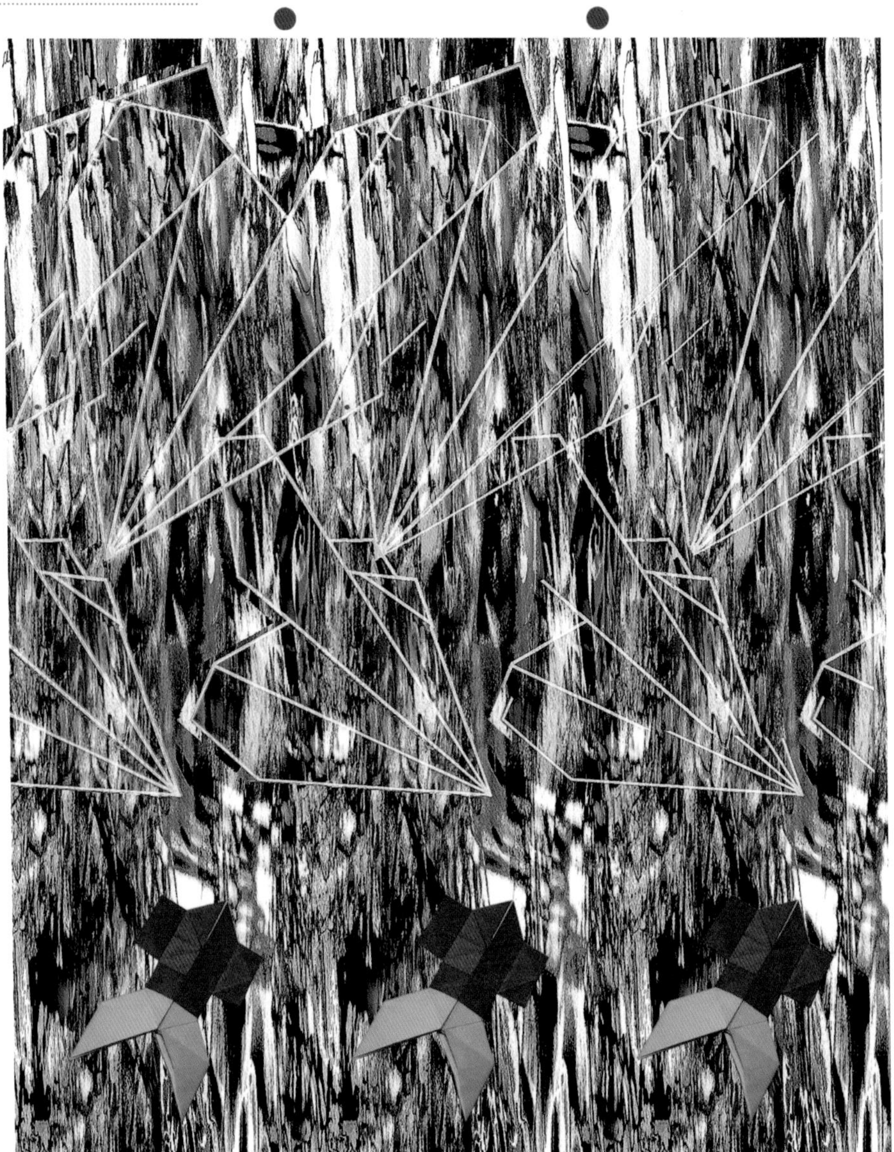

紙製飛行玩具

いまだに男の子はこれを作るのも飛ばすのも好きだが、女の子はなぜこんな面白いものに興味を持たないのだろう？

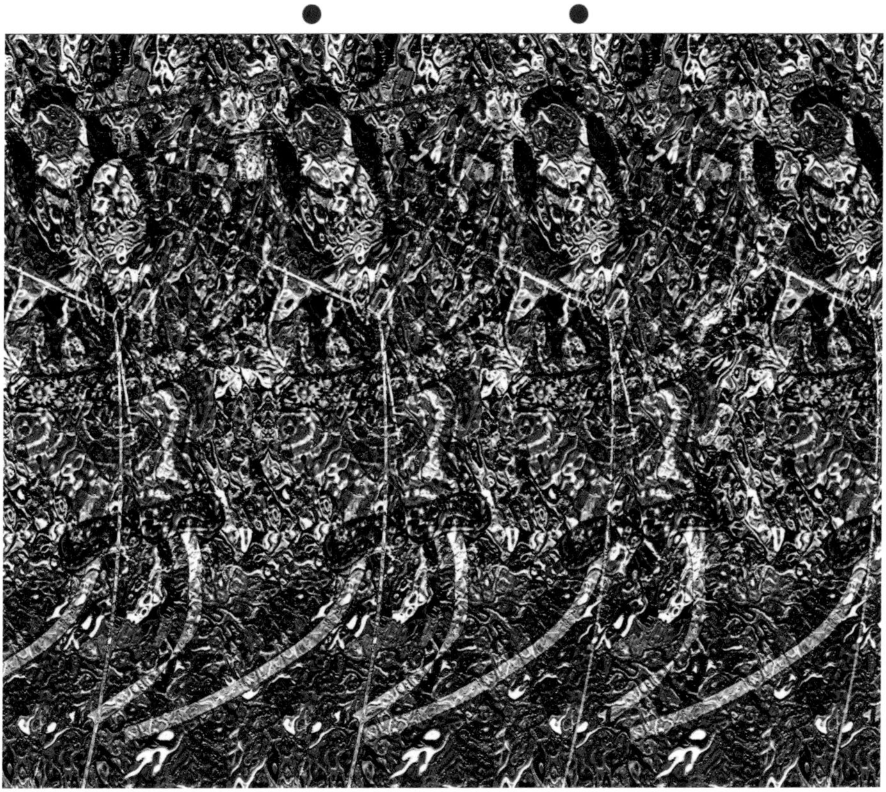

奴《やっこ》さんの姿形

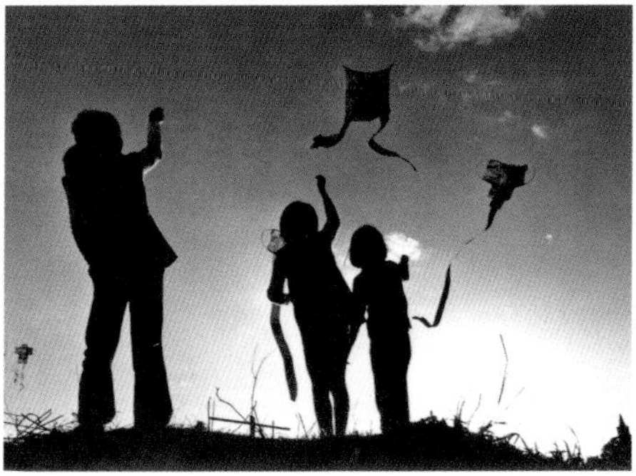

子供の遊びや祭りの楽しみとして親しまれていた。

武者、鳶《とんび》、洋などに比べ比較的値段が安く、小型で軽くて挙げるのも簡単だったので子供に人気があった。いまネットで検索すると、お手軽なものが多く売られていて、これはむしろ値段の高い方に属するようだ。

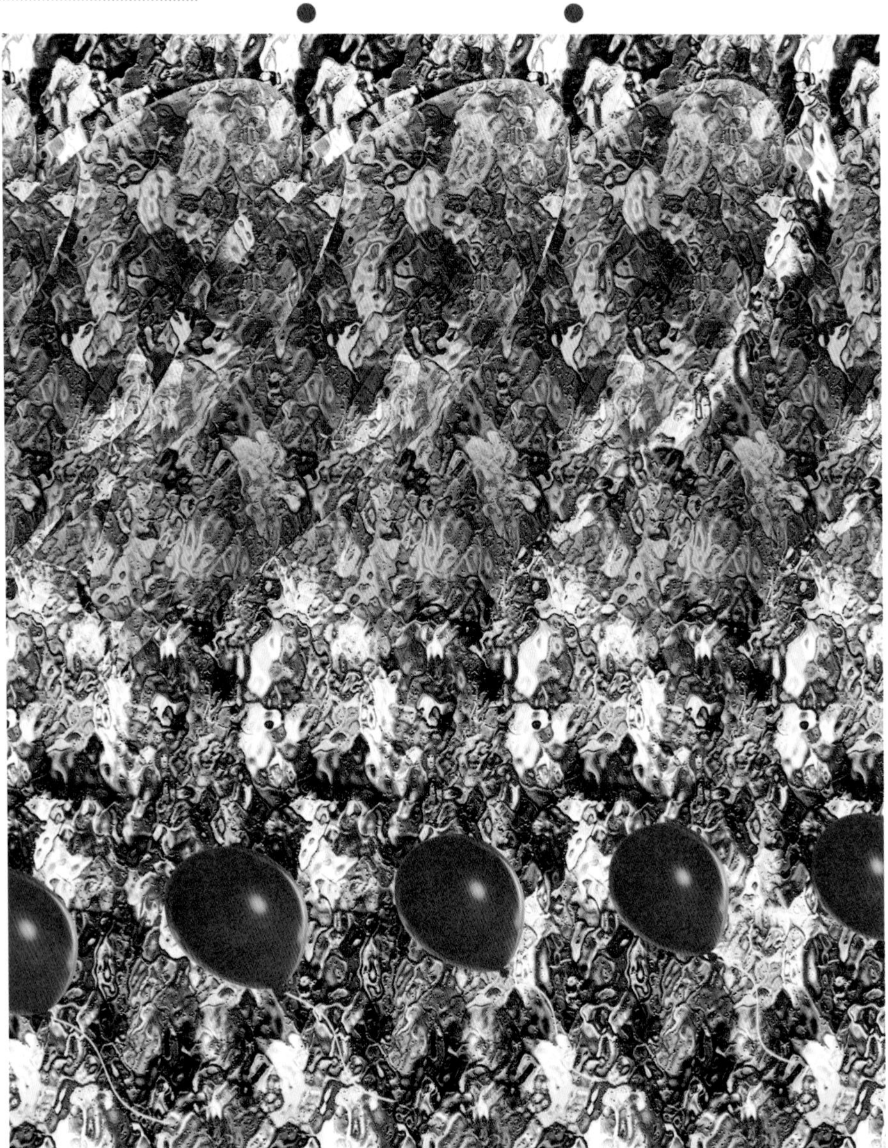

空の王者

第一次大戦には空爆用に使われたが、その後飛行機には敵わなくなり、平和利用に転じた。昭和4年、ツェッペリン号が世界一周の途上霞ヶ浦に4日間滞在した。現代の広告・撮影用などには、不燃性のヘリウムガスが使われている。

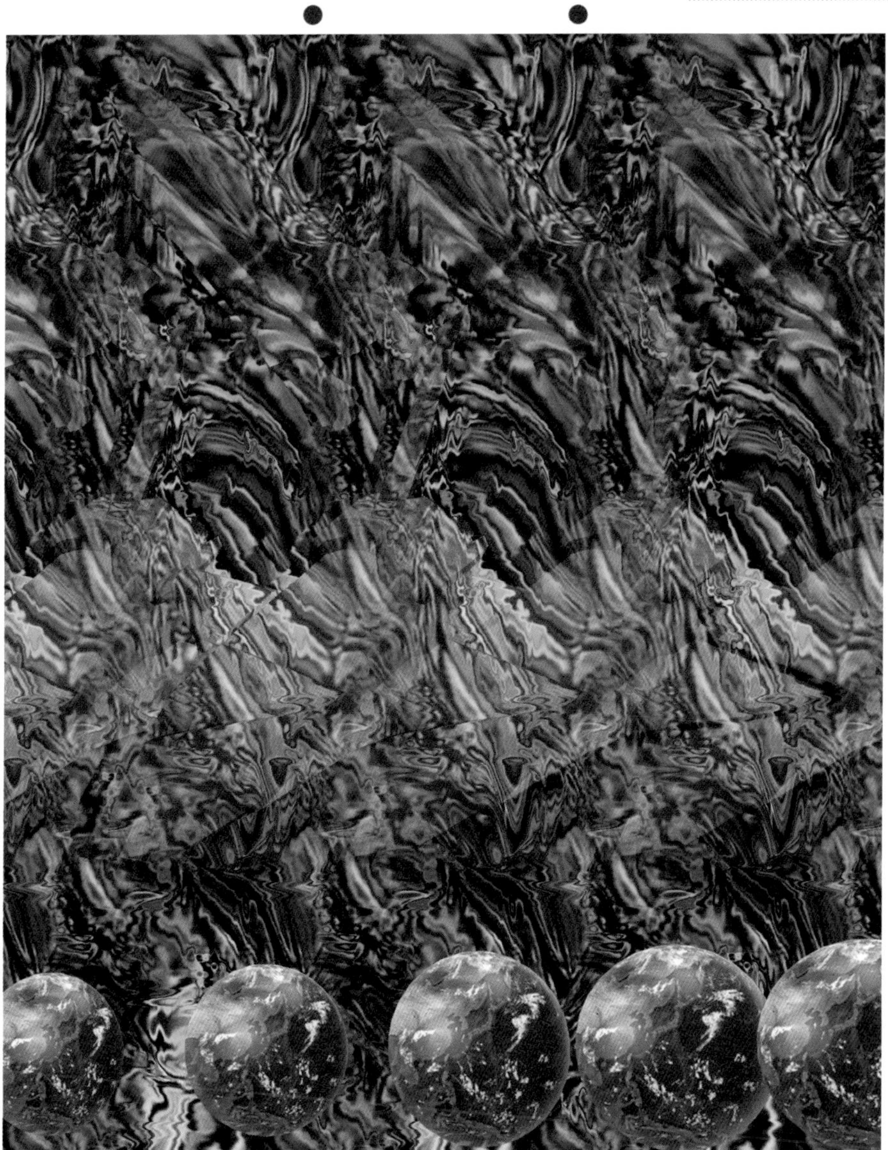

往復式宇宙観測機

昭和56年に初の打ち上げ成功。以来全部で135回の打ち上げがあった。往復式のため通常のロケットよりコスト減できる見込みだったが、当初の目論見より予算がかさみ、結果として使い捨て方式よりずっと費用がかかってしまったらしい。

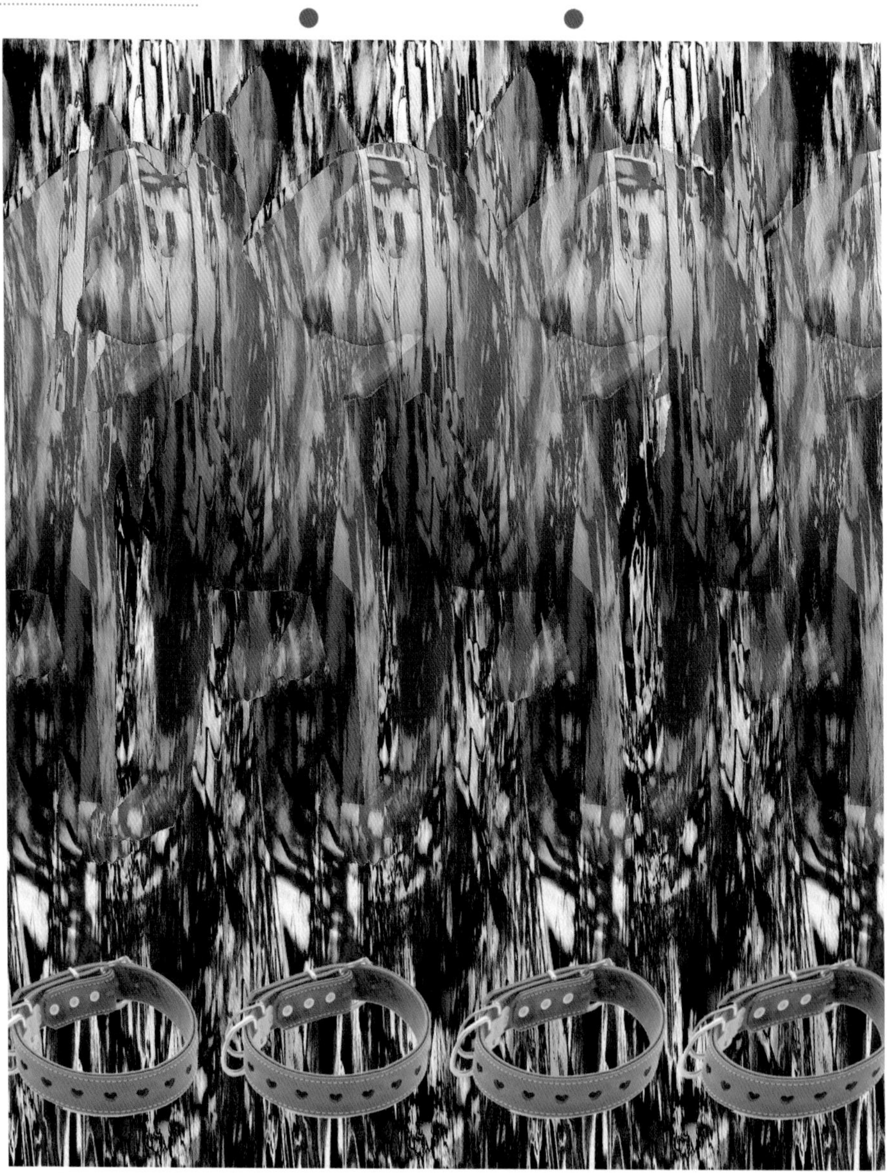

人類最良の友

昭和20年代は路上に野良が多く、我が物顔に集団で屯《たむろ》していたが、襲われて恐水病（狂犬病）になるのがこわかった。

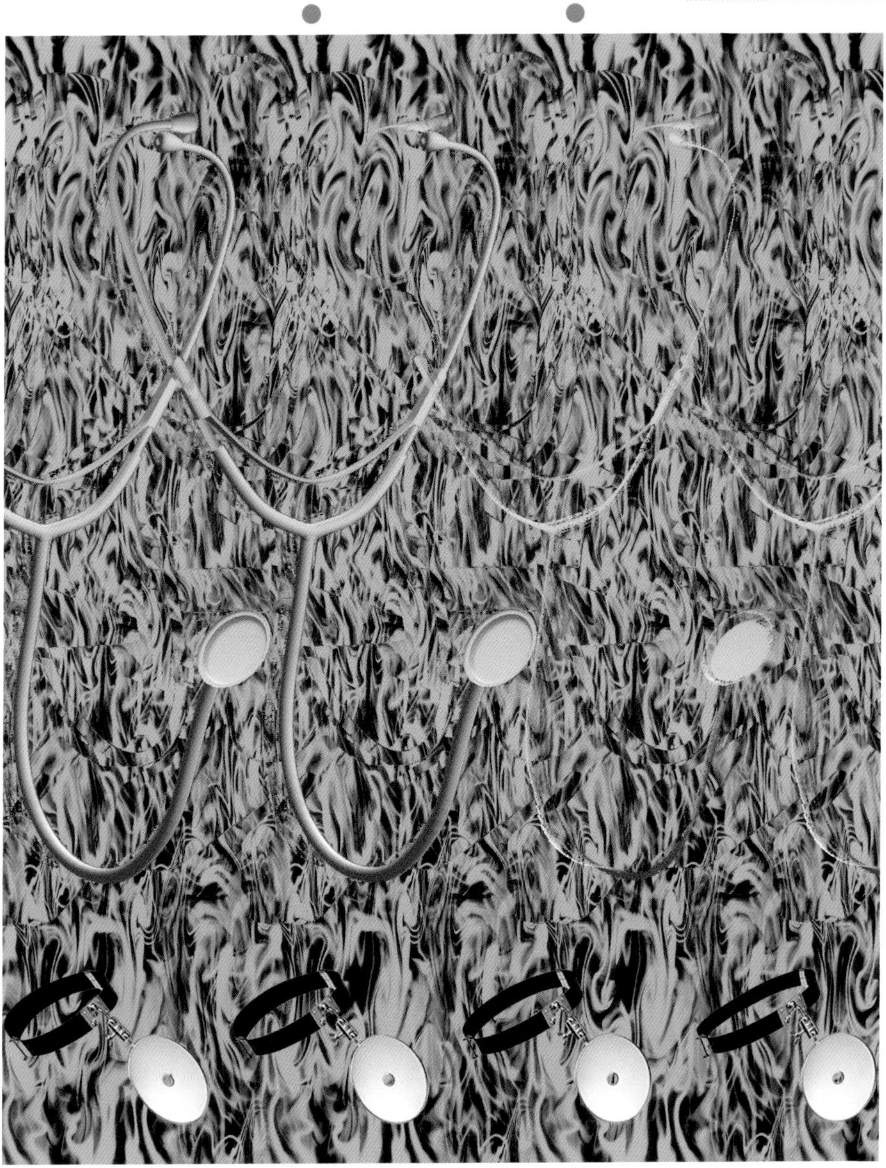

診療器具

お医者さんといえば常にこんなものを胸にぶら下げている、特別におっかない存在だった。診察時にこれの先端が裸の胸や腹に当てられると、冷たく硬いのが嫌だった。

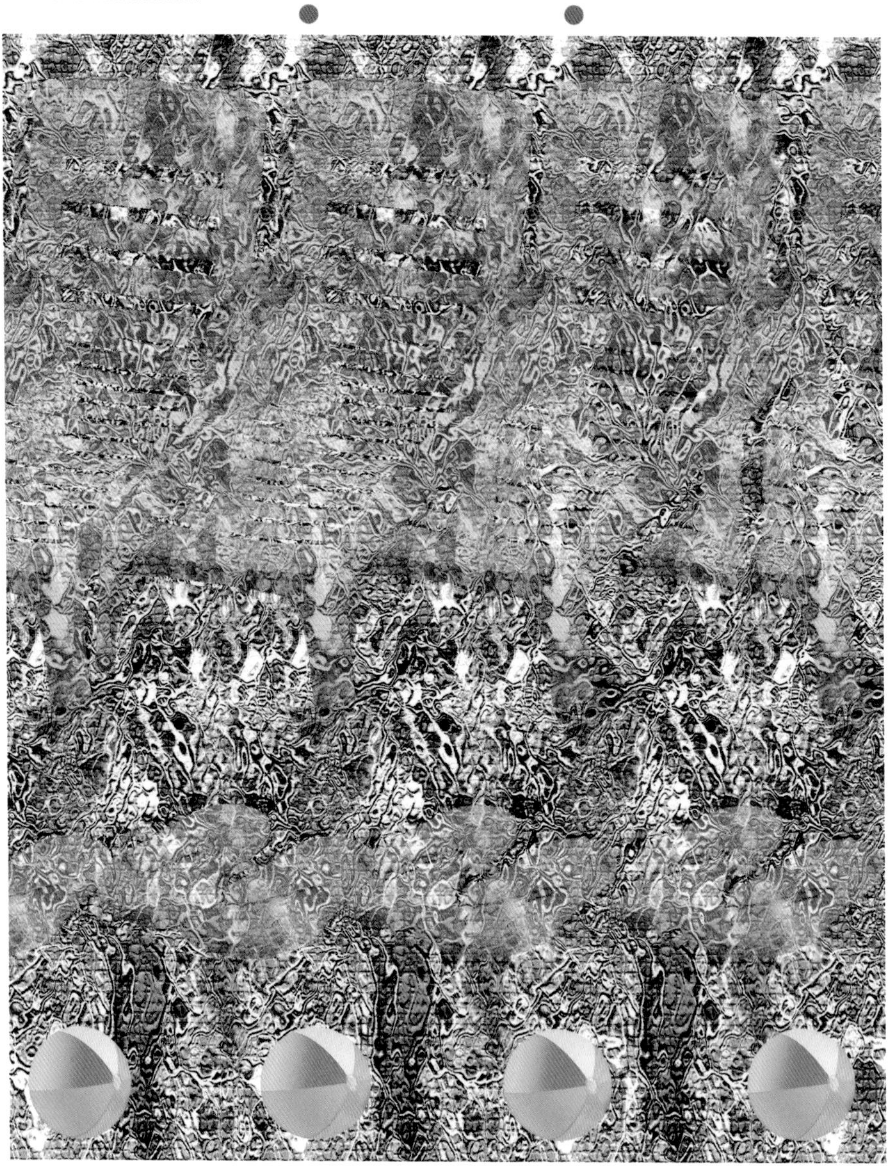

日焼け用器具

昭和30年代までは「ビタミンを生成するためにはなるべく日に当たる方がよい」と日焼けが推奨されていた。

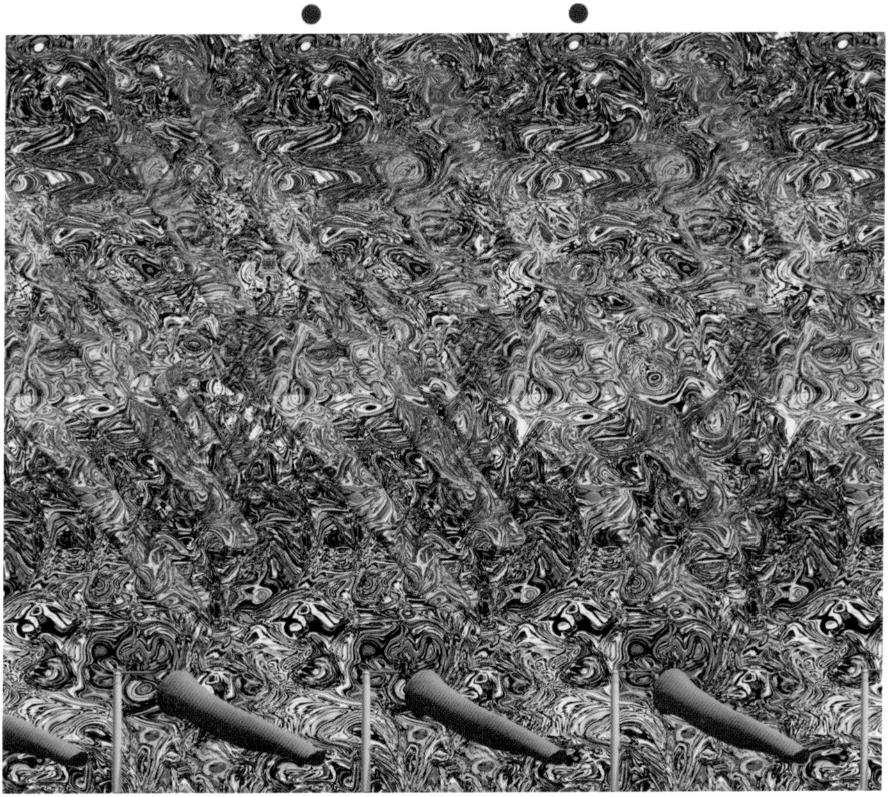

九五式一型練習機

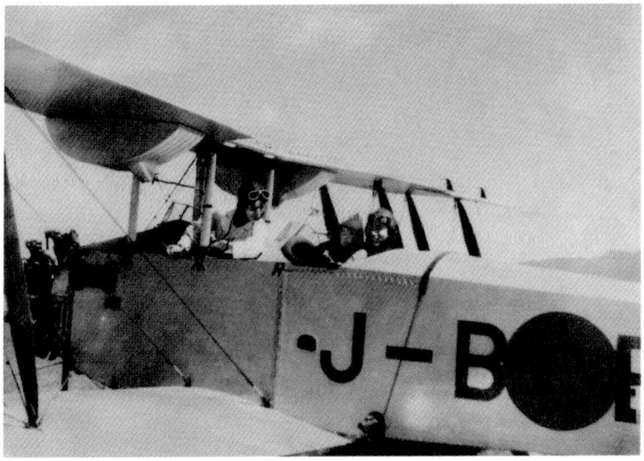

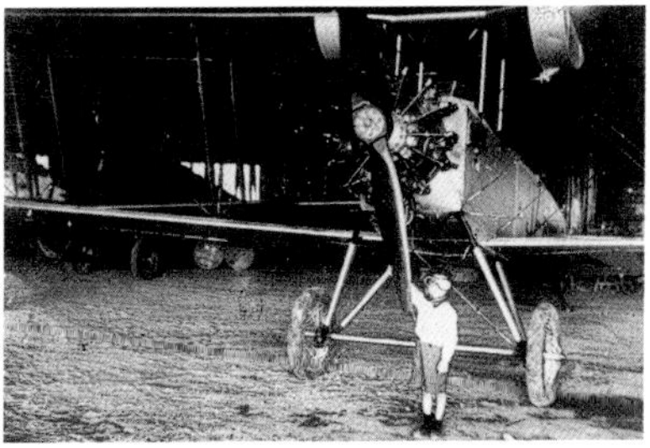

大人用の飛行帽と眼鏡はぶかぶかだったので、残念ながら飛ぶときには防空頭巾を着用させられた。

自分のことを書くのは少々気が引けますが、これらの写真は昭和18年に満5歳の著者が桐生飛行場で練習機に乗せてもらったときのもの。まさに「天にも昇る心地」で、あの時の興奮は80年近くたった今もはっきり覚えている。

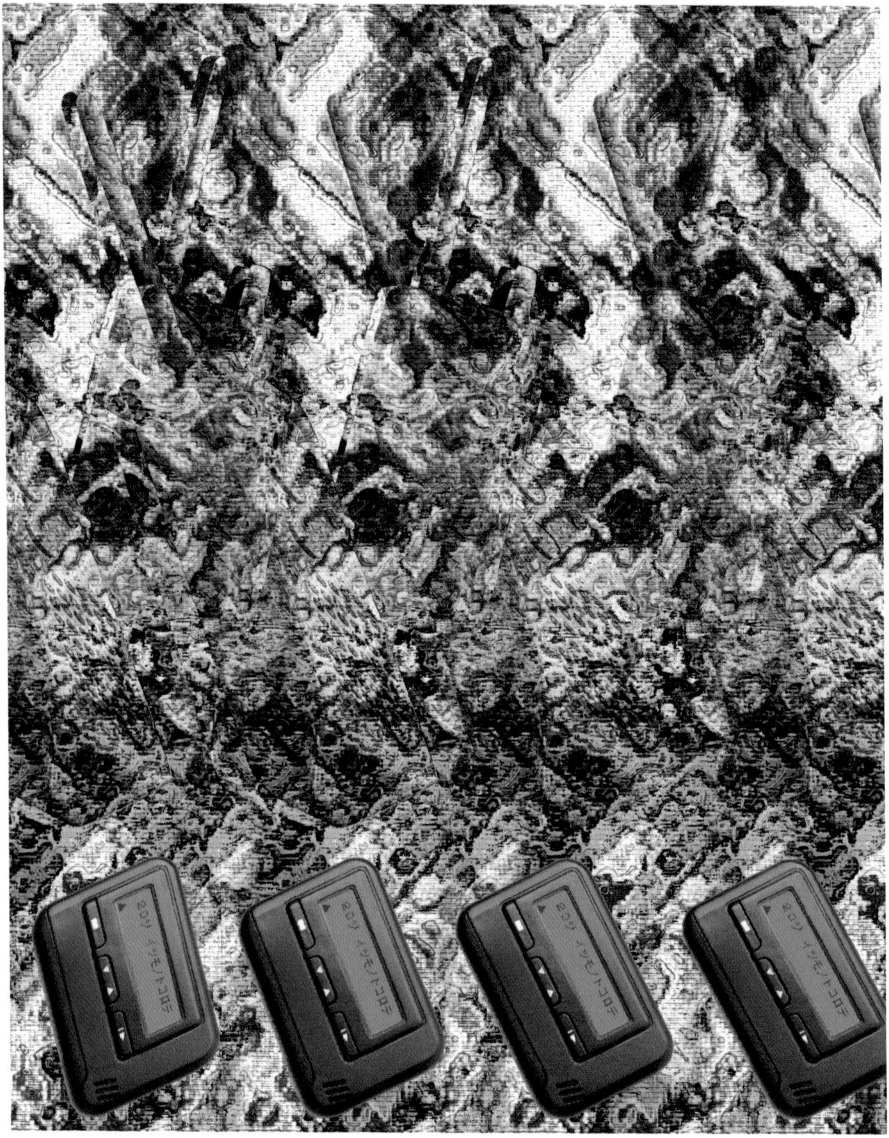

無線通話機

携帯電話以前の花形音声通信手段。例えば大人数の山登りの際、各グループに1台これを割り当て、意味もない通信のやり取りをして嬉しがっていた。でも、悪天候や事故に遭って本当に役立った、なんてことは一度もなかったっけ。

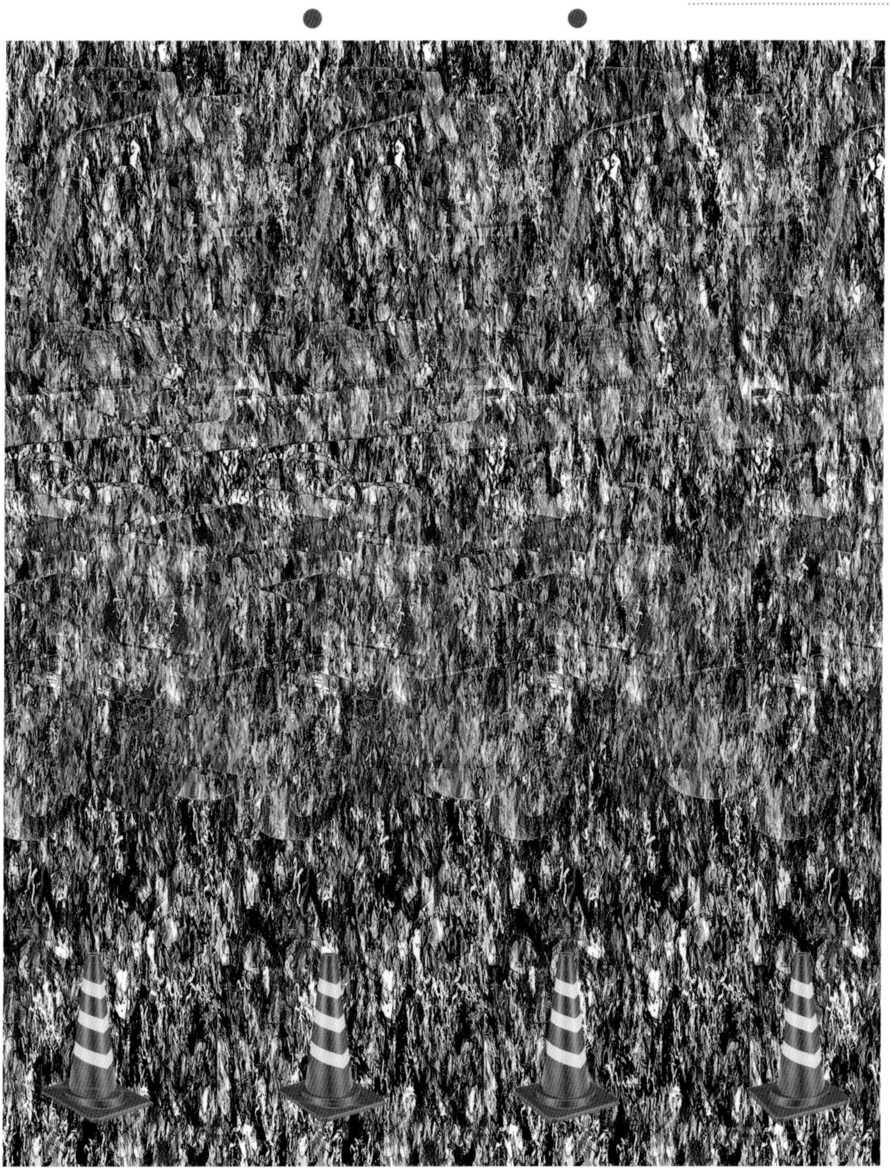

機械化

昭和20年代までは人力「よいとまけ」に頼っていた土木工事が、その後全面的に機械化されるようになった。丸山（美輪）明宏が「母」の仕事として「ヨイトマケの唄」を歌っていたが、よいとまけの意味を知っている人が今どのくらいいるだろう？

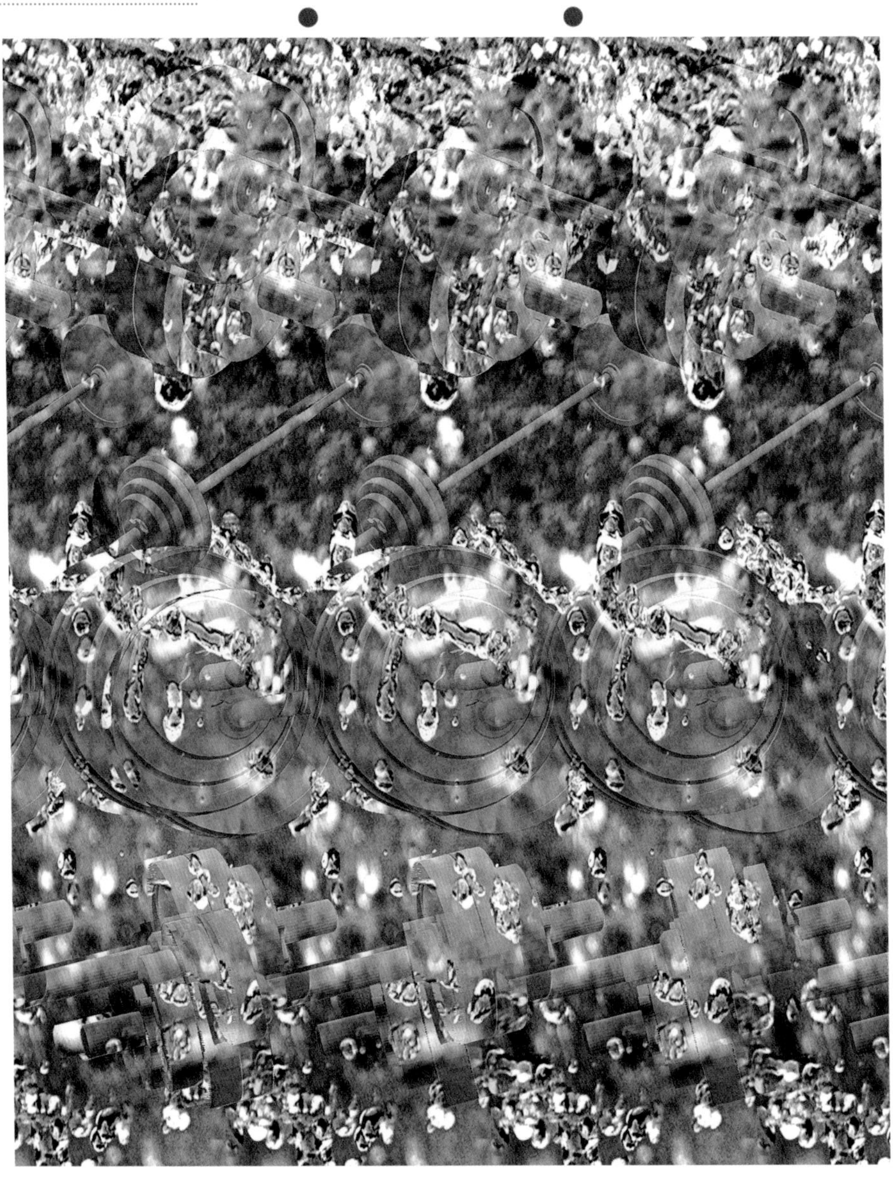

重量挙げ用品

昭和43年、メキシコでのオリンピックで三宅義信、義行兄弟が金・銅メダルを獲得。平成24年ロンドンオリンピック銀メダリスト三宅宏美は義行の娘。

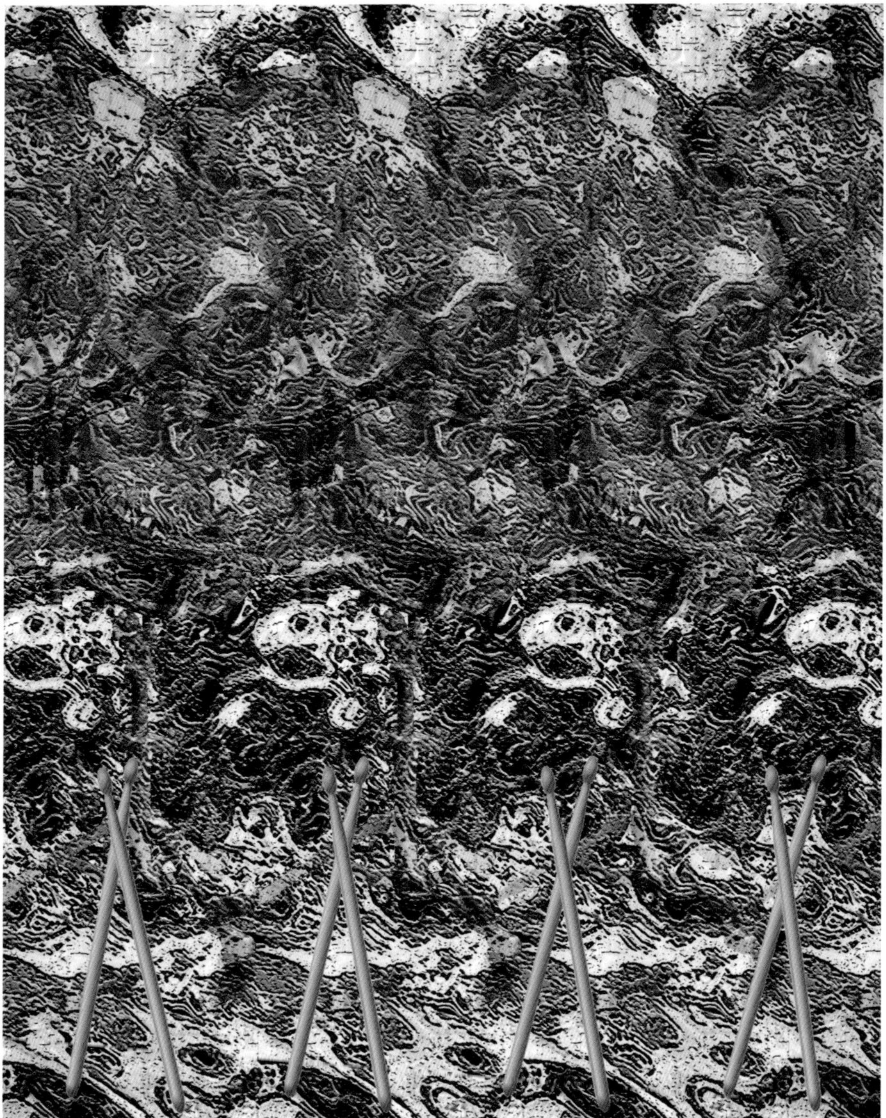

洋太鼓

ジョージ川口のビッグ４、裕次郎の「嵐を呼ぶ男」が人気を呼んだ。ジョージ川口は白木秀雄、裕次郎は笈田敏夫とこの「合戦」が有名になった。

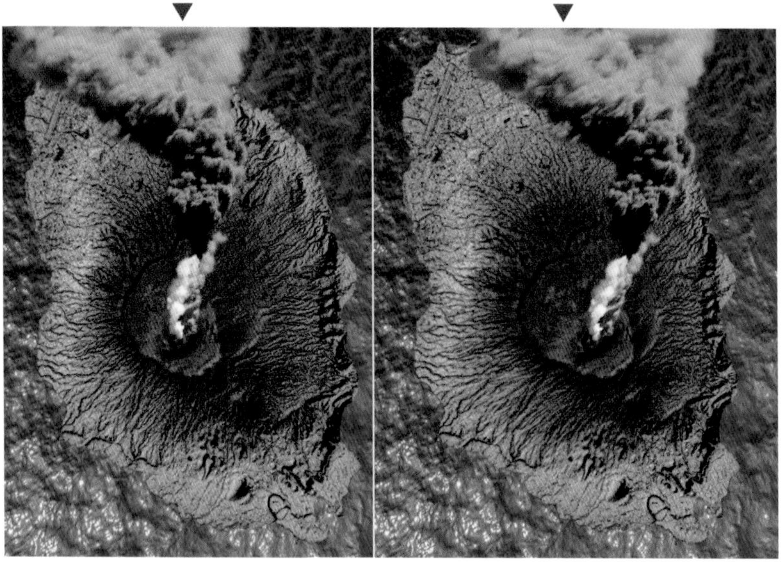

交差法でご覧ください

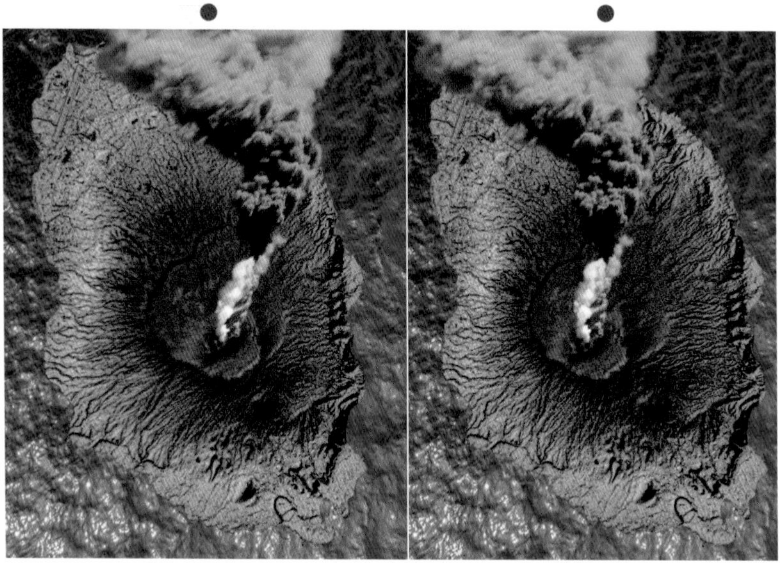

平行法でご覧ください

三原山の大噴火

有史以来何百回も噴火を繰り返してきた大島三原山。昭和25、26年にも大噴火を繰り返し、噴出したマグマで火口付近の形が一変した。

※解答はありません

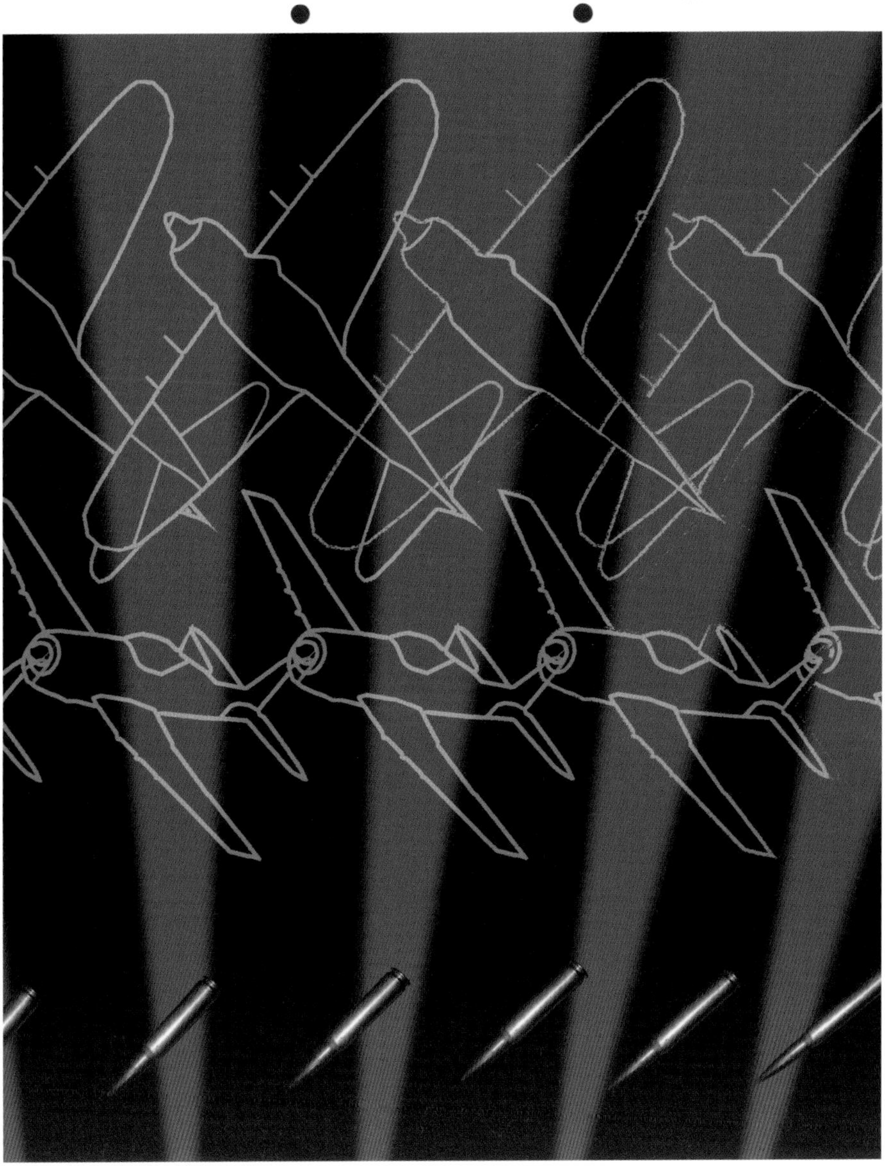

空中戦

昭和20年3月10日、著者は東京上空にグラマン1機と隼2機の壮絶な闘いを目撃したのだ。短い戦いの結果……どちらが勝ったかはご想像にまかせます。

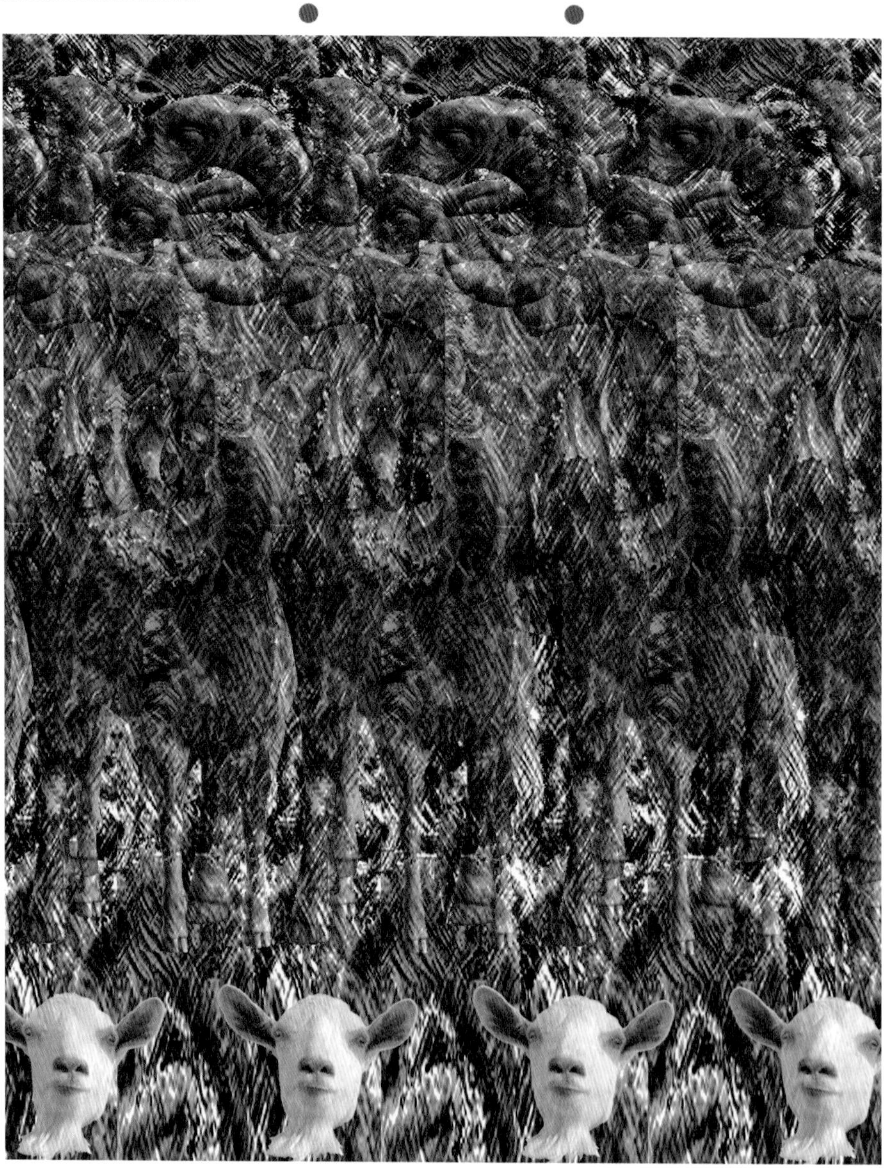

和名オオツノヒツジ

その名の通り羊の仲間の偶蹄《ぐうてい》類。アメリカ、カナダのロッキー山脈付近とメキシコ高地に棲息するのみ、その数は乱獲のため19世紀の100万頭から現在の7、8万頭までに減った絶滅危惧種。金沢動物園に初来日して話題を呼んだ。

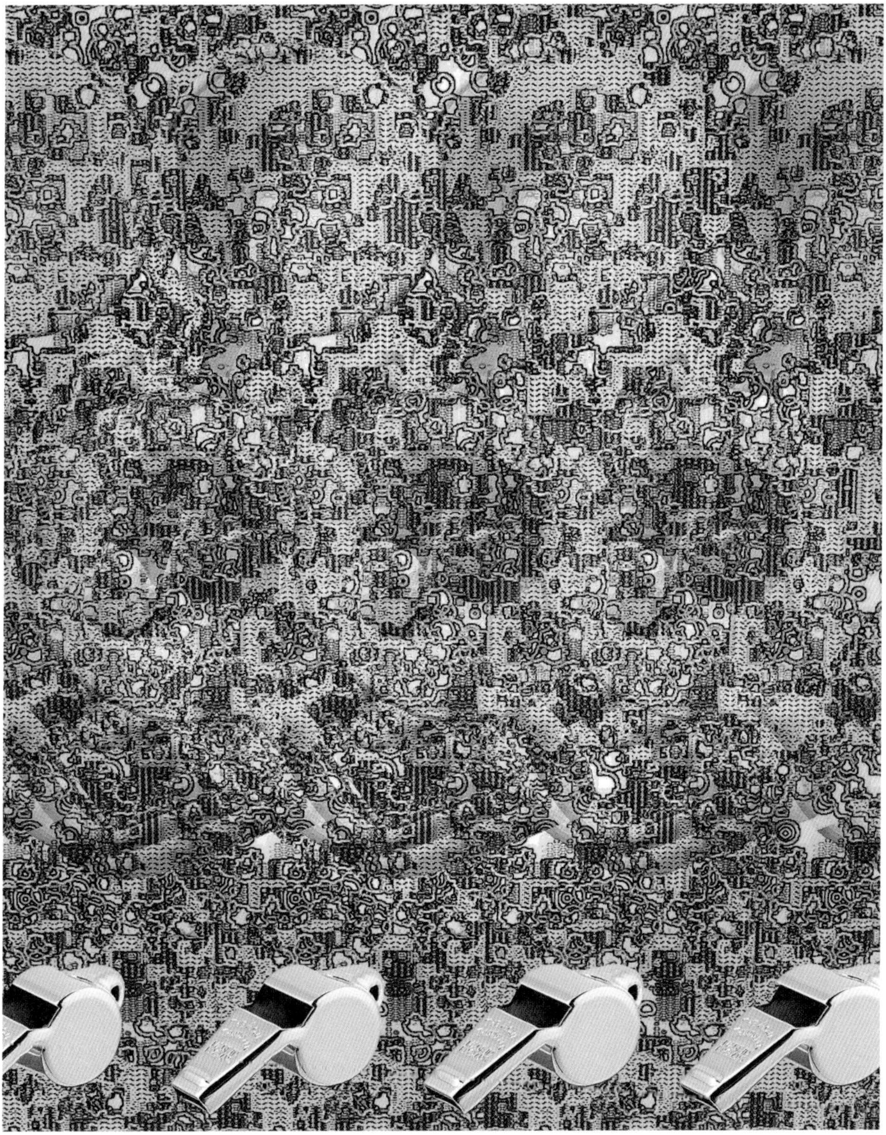

吹奏楽器

これと打楽器で編成した楽団はブラスバンド。それに木管楽器とコントラバスを入れると吹奏楽団になる。ブラスバンドや吹奏楽団は、救世軍の募金活動や早慶戦の熱烈応援などで、昭和初期から盛んになった。

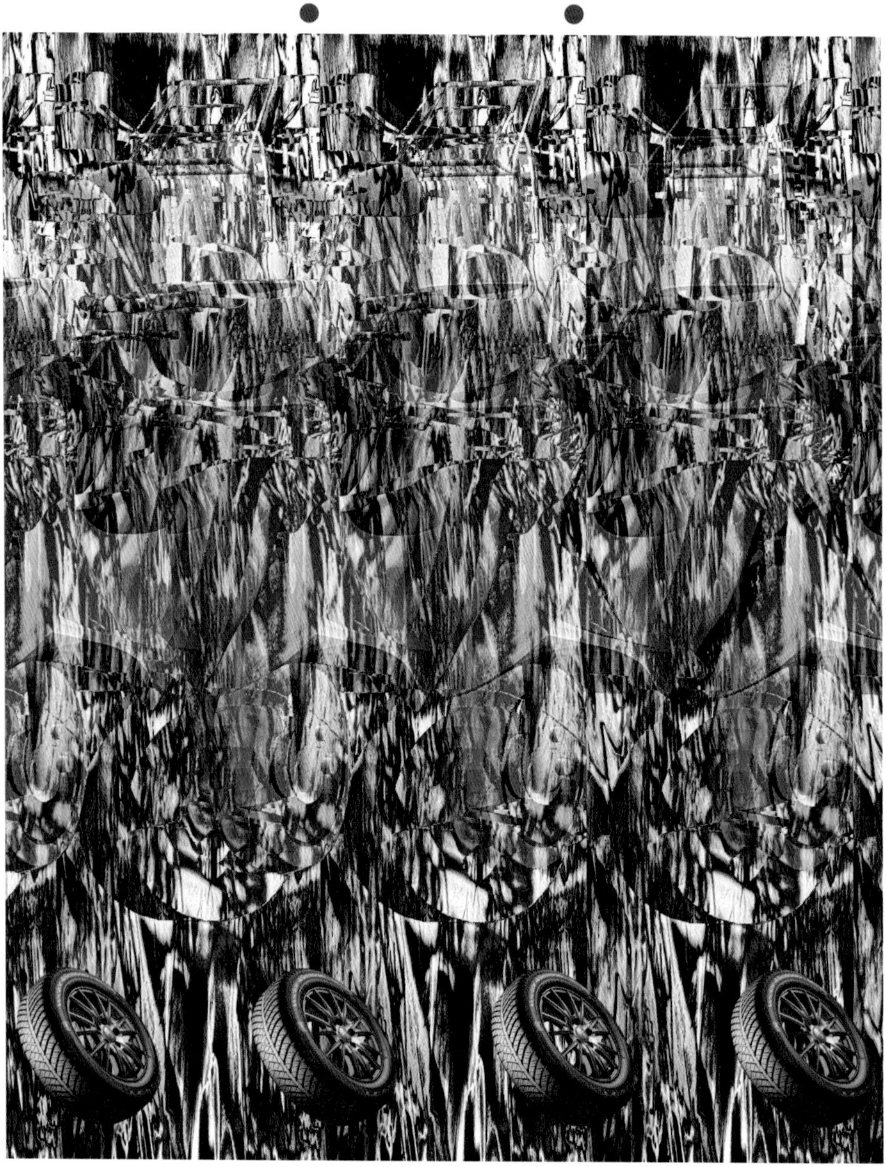

腰かけ式二輪車

昭和20年代に現スバルがラビット、現三菱重工がシルバーピジョンを製造。またいで乗るオートバイとは異なり、腰かけ式のシートは「スカートの女性でも乗れる」と好評だった。その代わり急カーブでシートから滑り落ちる危険性もあった。

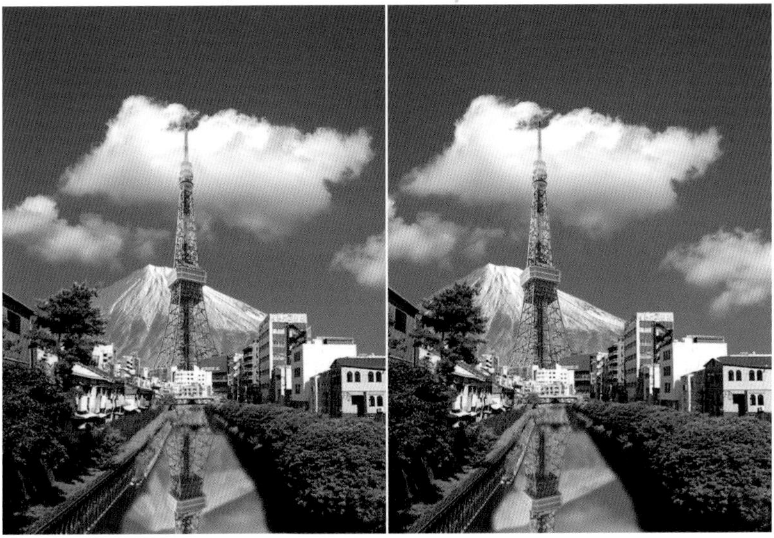

交差法でご覧ください

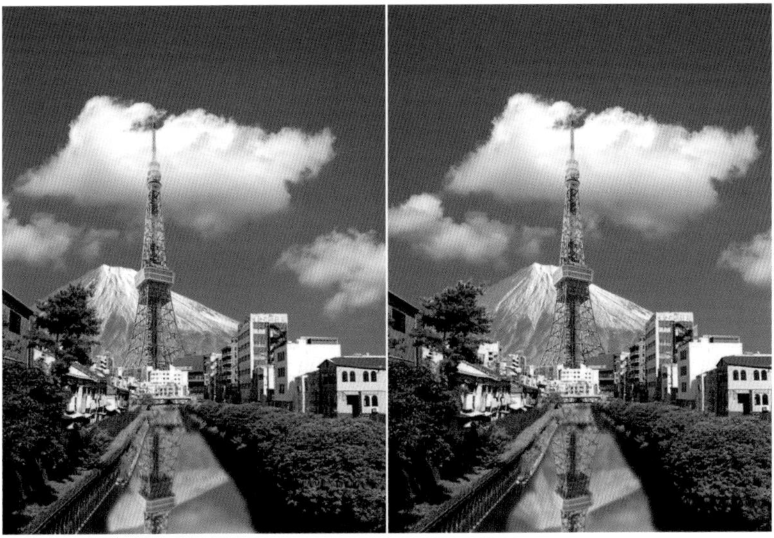

平行法でご覧ください

東京タワー

昭和33年竣工、高さ333mは平成24年に東京スカイツリー（世界第3位、634m）に抜かれるまでは日本一だった。いまでも日本で第2位だ。東京観光に来るほとんどの人はこれに上ったものだが、東京生まれの人間はなぜかあまり上っていない。

※解答はありません

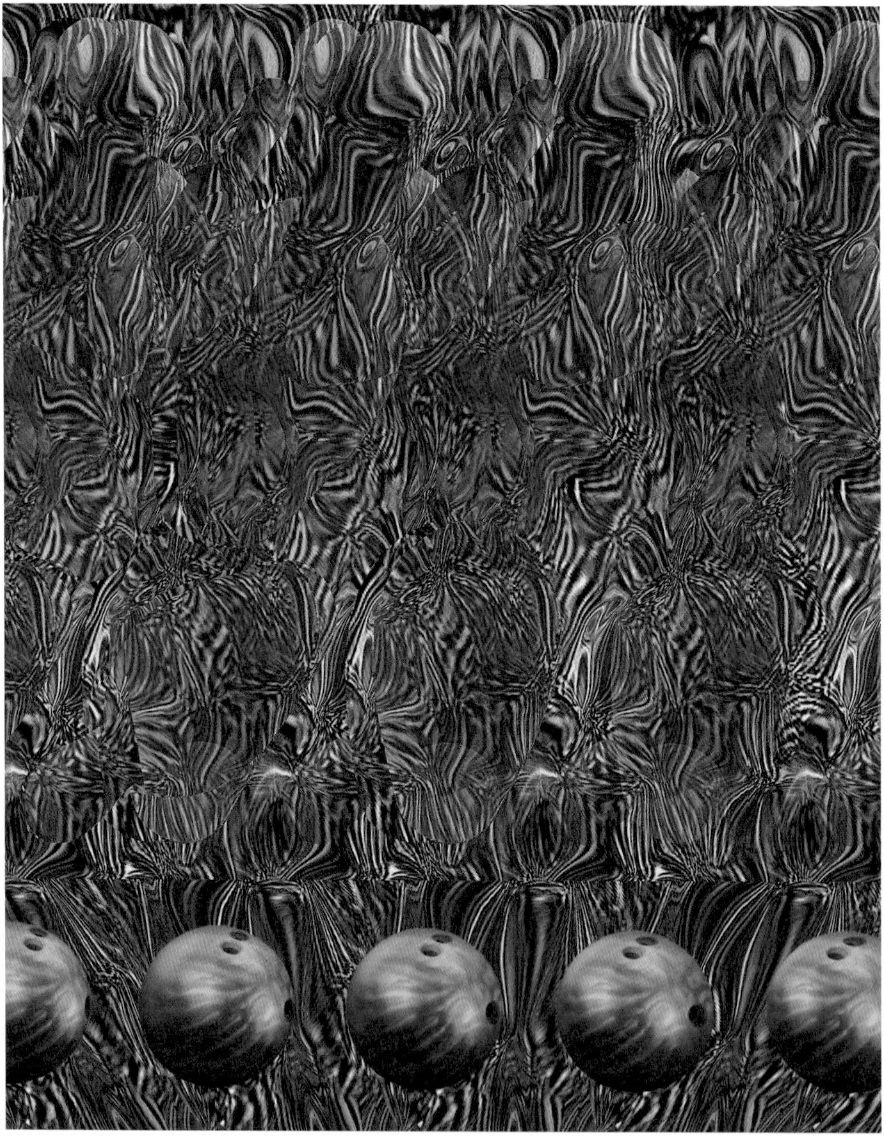

玉転がし

昭和40年代後半に大ブームが起こり、店の数は全国で4000カ所近くまでになったが、ブームが去ると1/4以下に激減。しかし最近またその良さが見直されて増えつつある。

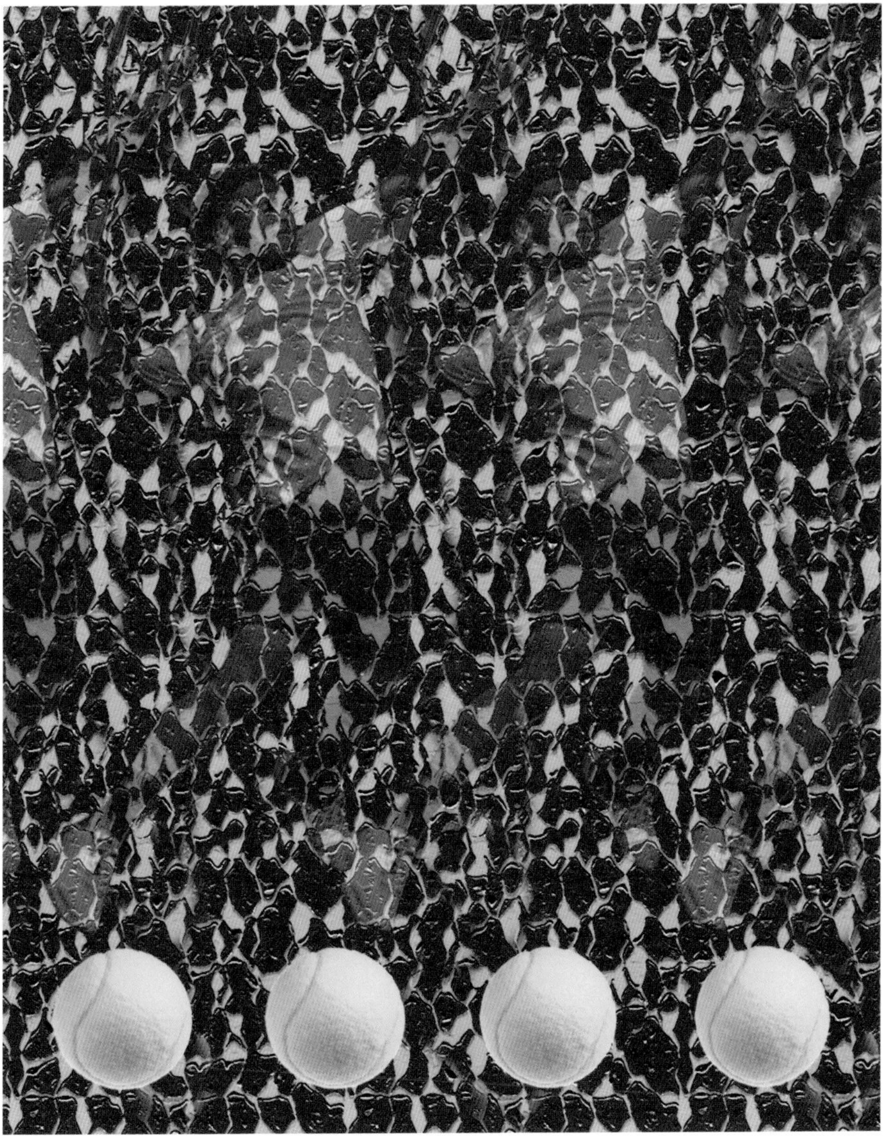

網打球競技

昭和34年に結婚された皇太子さま（当時）と美智子さまの間柄が、「これ」で結ばれた恋などと報じられ一大ブームになった。

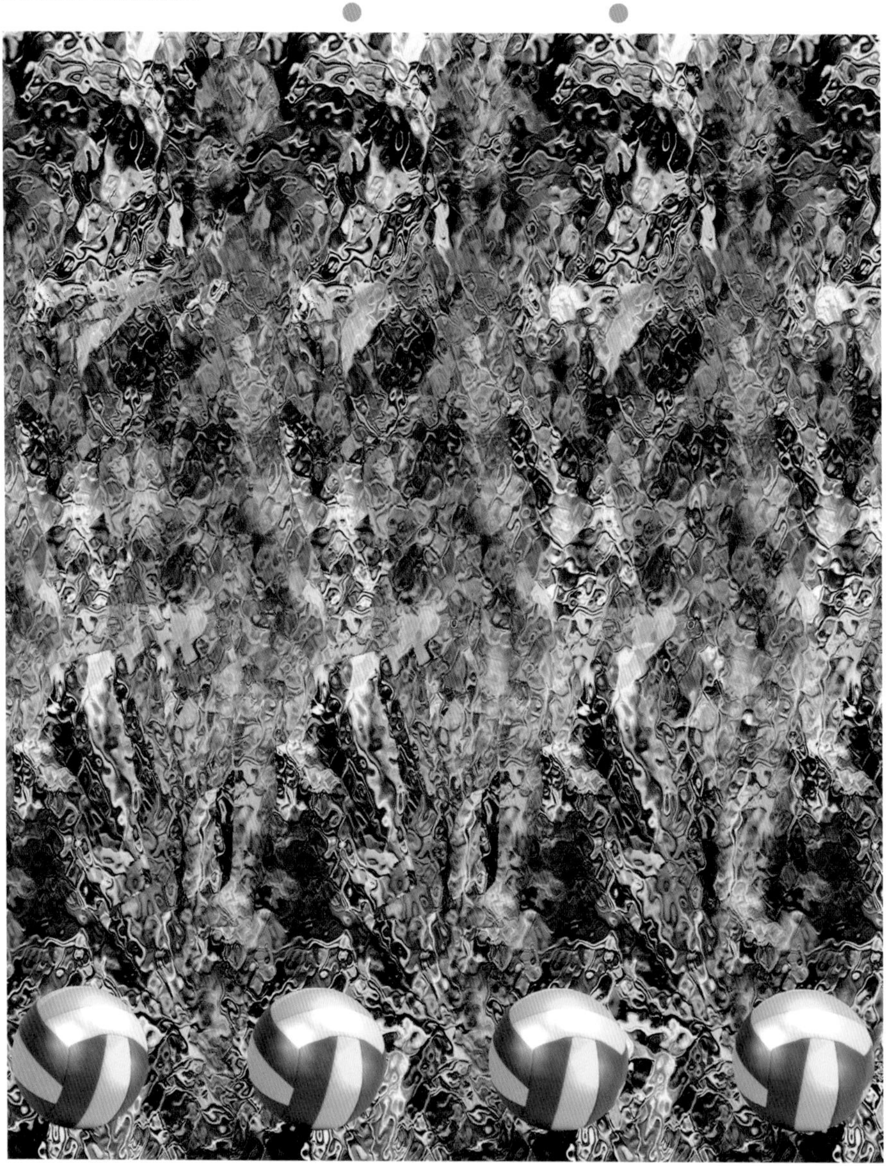

ネット上打球競技

昭和39年、東京開催のオリンピックで大松監督率いる東洋の魔女たちが金メダルを獲得し、「根性」「おれについて来い」「回転レシーブ」が流行語になった。

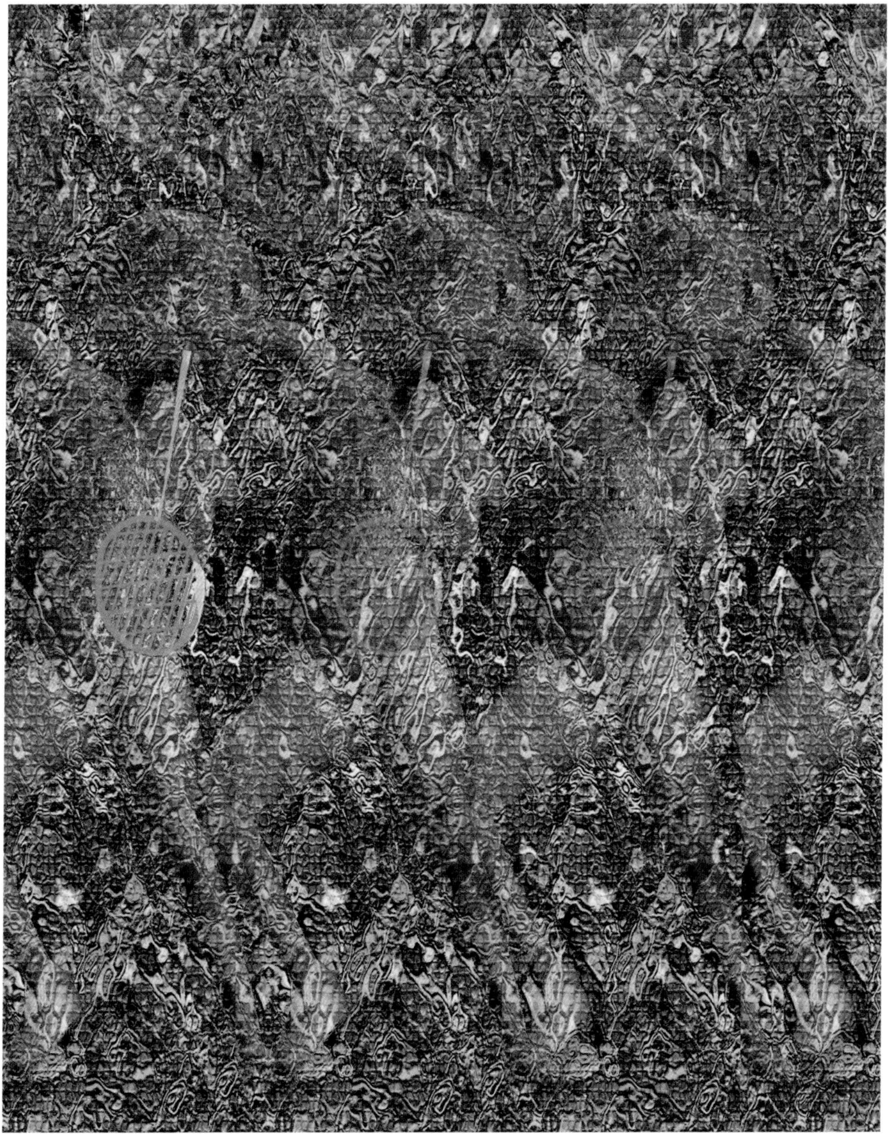

西洋羽根つき

インド発祥といわれるが定かではない。昭和22年、第一回全日本選手権大会開催、その後日本中で盛んに行われるようになった。インドネシアの国技だったが、最近は日本、中国、韓国で一流選手を輩出、アジア勢が世界をリードしている。

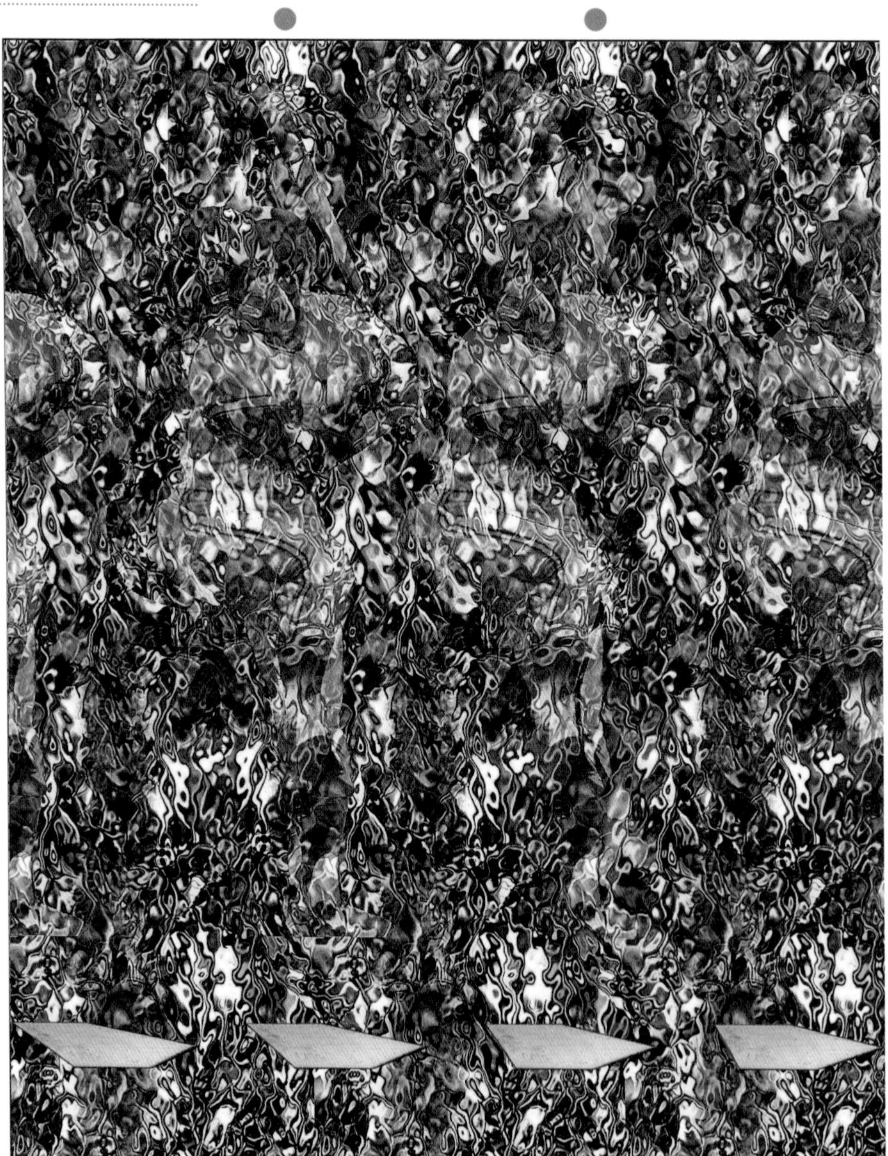

世界のフラミンゴ

片足を上げて打つ。巨人軍9連覇の立役者はONだった。この打法を完成させた王貞治は、今に至るもプロ野球通算本塁打の記録保持者だ。

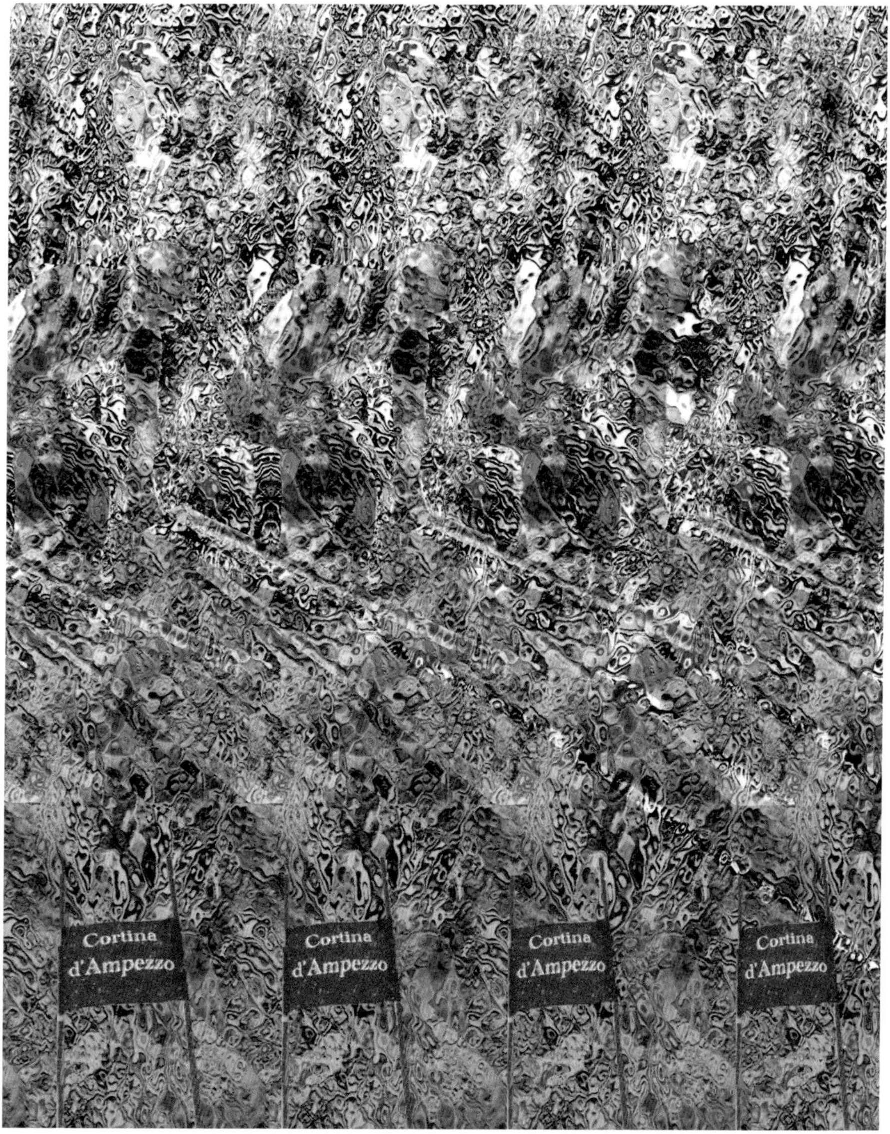

雪上降下

昭和31年、イタリアのコルティナ・ダンペッツォでの冬季オリンピックに出場した猪《いが》谷《や》千春選手が、優勝したトニー・ザイラーに4秒差で銀メダルを獲得した。その後日本ではものすごいブームが到来した。

column 2

昭和史を代表する
数々のニュースに沸いた昭和40年代

昭和史に残る完全犯罪として今なお語り継がれているのが昭和43年の「三億円事件」だ。短時間におこなわれた鮮やかな手口の単独犯行で、なおかつ誰も傷つけなかったということもあり、世間では犯人を憎むというより、好意的にとらえた声が不思議と多かった。

昭和44年の夏には、アポロ11号で人類が初めて月面に降り立った。「この小さい一歩が……」と言いながら、白黒の画面で宇宙服の人たちがスローモーションのように月面を飛び跳ねていた。世界中で同時中継された画像に、自分が歴史の変わり目の瞬間をライブで目にしていることをはっきり意識できた。

ミニスカートが大流行し、パンタロンやパンストなるものが日本に登場したのもこの頃だ。「3分間待つのだぞ」のボンカレーのおかげでライスカレーがいつでも気軽に口にできるようになり、アメリカ渡来のケンタッキー・フライドチキンやマクドナルドのハンバーガーはあっという間に日本人の口を占拠した。

昭和47年、日中国交回復の記念としてパンダが初来日。日本中に大フィーバーが起きた。上野まで足を運んだが、行列が2キロ続くと聞いて諦めたのも懐かしい思い出だ。

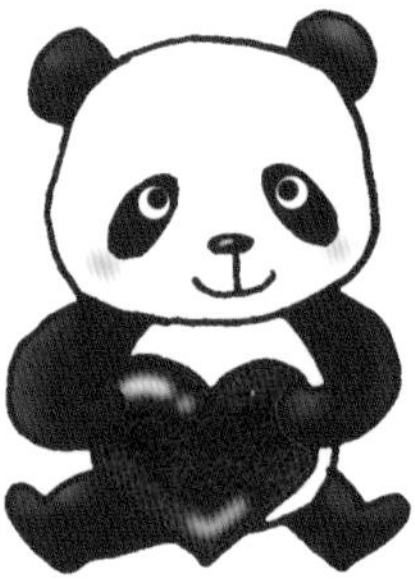

上野にカンカンと
ランランがやって来た

3章

昭和の食べもの

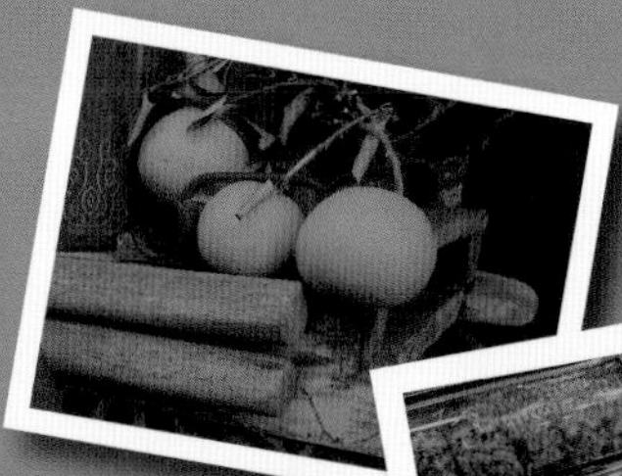

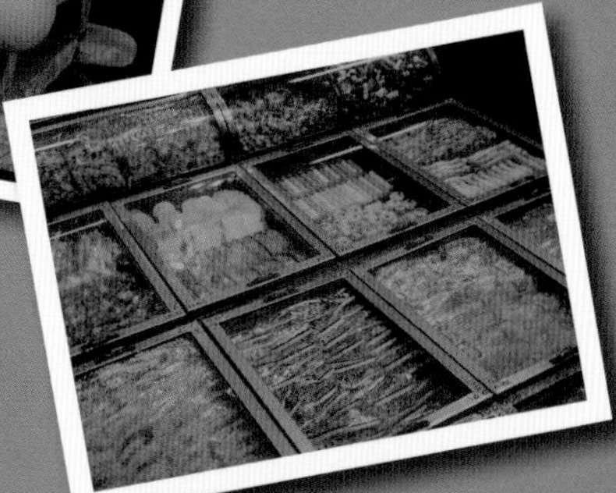

解答は P.94 – 95

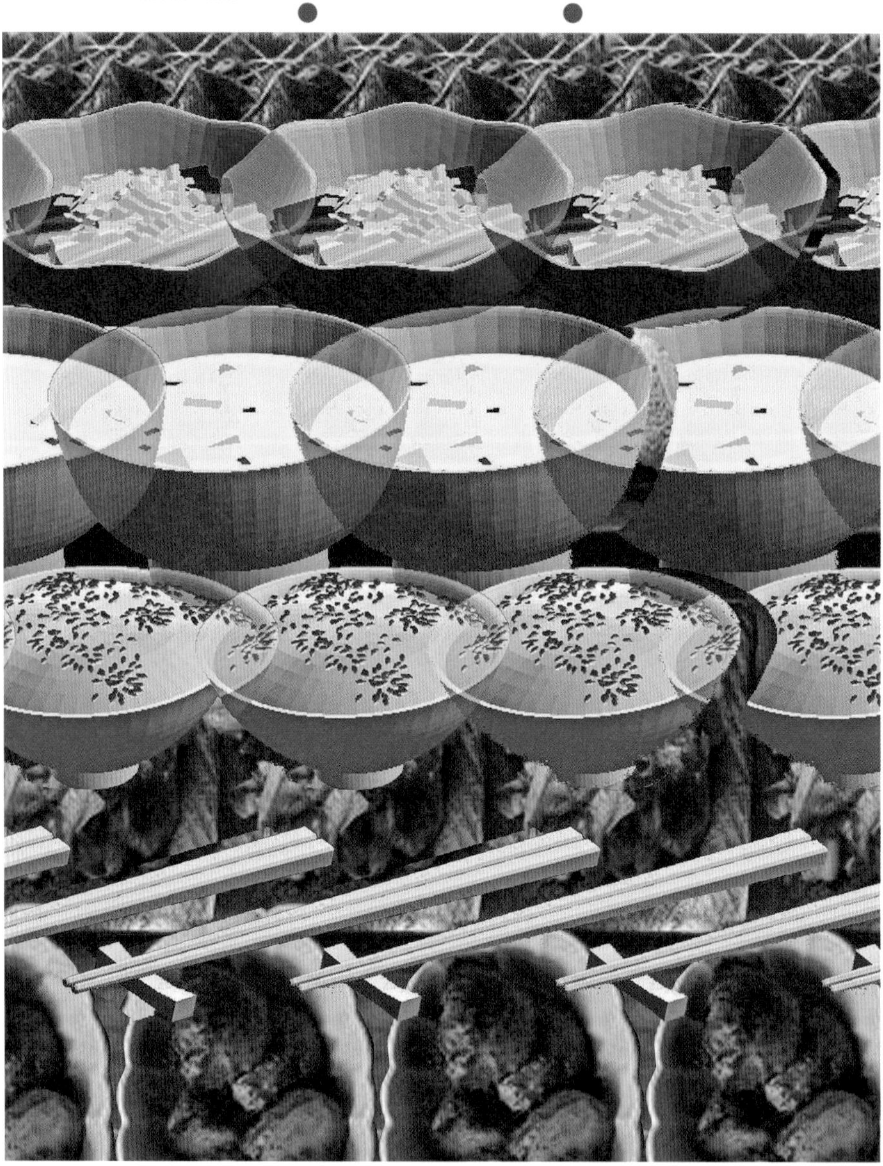

1 + 1

殿様でも将軍でも食事は主としてこれだけで、他に漬物でも一品つけば御の字だった。昭和20年代まで日本の食卓は貧しかったのだ。

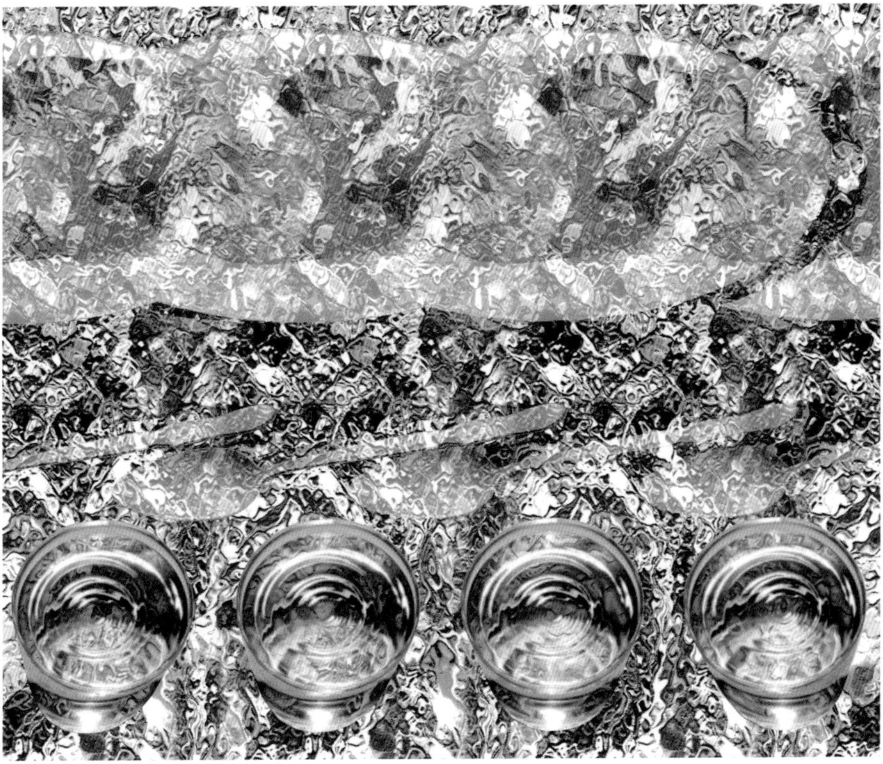

印度伝来

印度伝来のインデンといえばふつう鹿革の工芸品をさすが、広く人々が口にした意味としてはこちらの方が本家といいたいくらいだ。

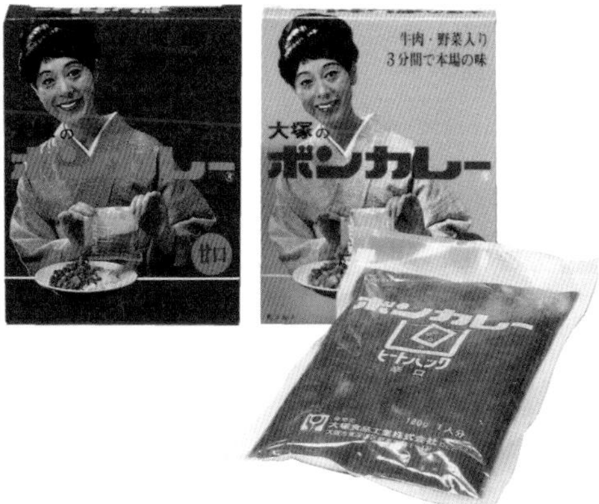

レトルト食品の代名詞といえばカレー。即席カレーの製造販売会社を大塚グループが引継いだ際、他にないモノ作りを目指し、長期保存ができ、お湯で温めるだけで食べられる製品の開発を手がけたのが始まり。輸液の滅菌技術を活かして1968年に誕生したのが「ボンカレー」。世界初の市販用レトルト食品である。

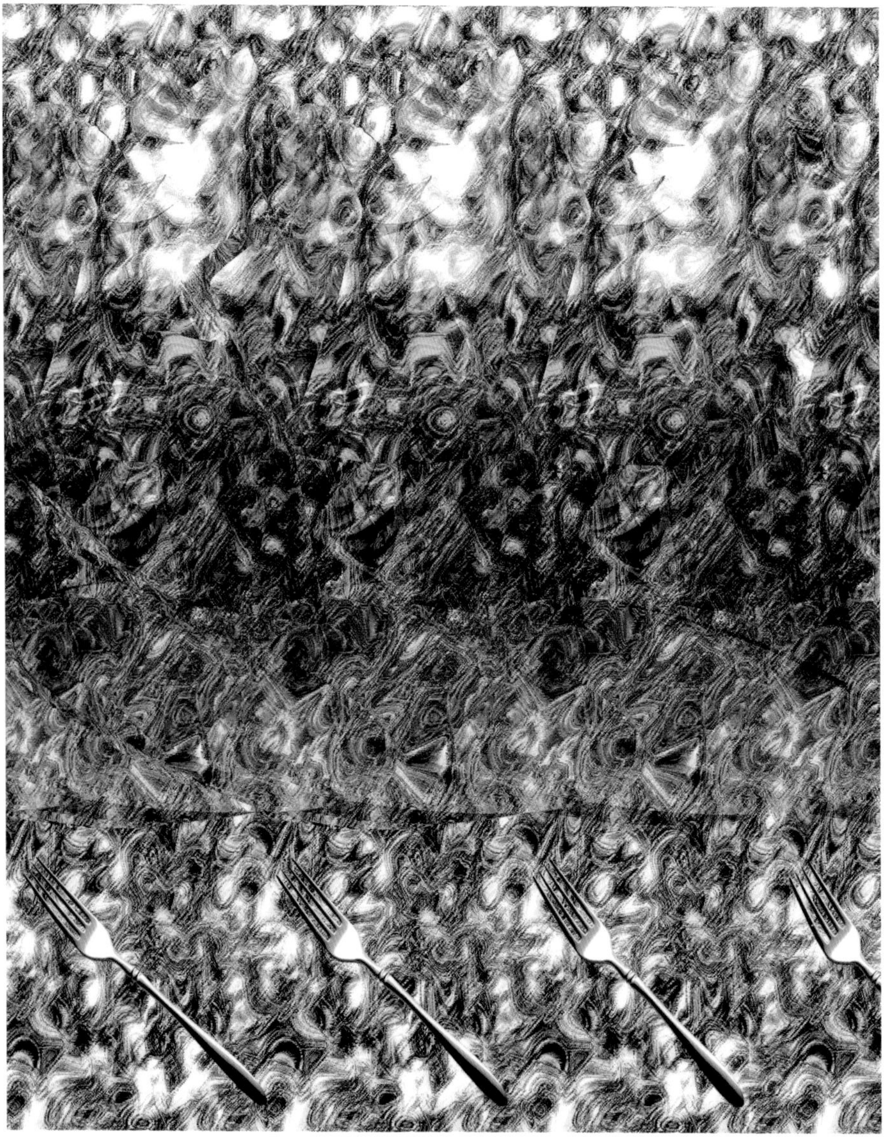

三角おやつ

昭和25年頃、家庭用「氷」冷蔵庫の普及で、生クリームを使った洋菓子が多く売れるようになり、洋菓子はその後も右肩上がりで売り上げが増え続けた。

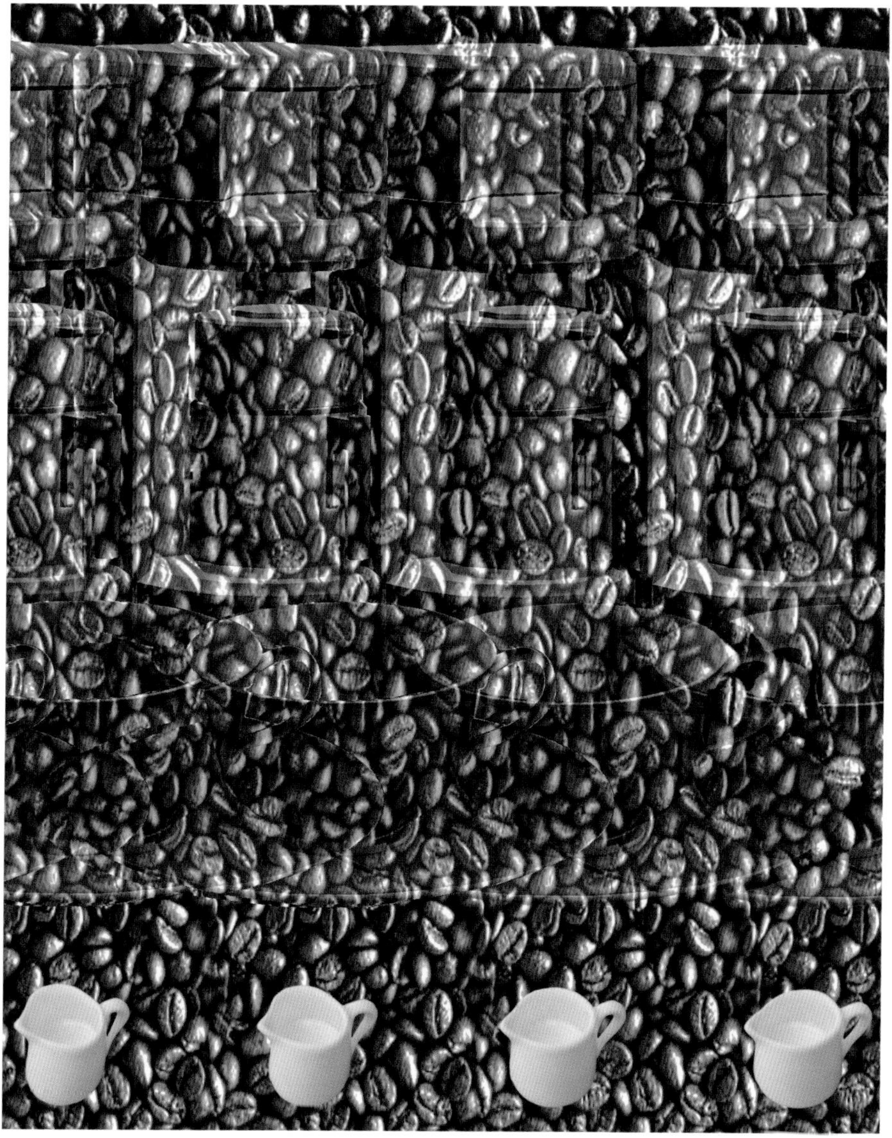

自動化

戦争中は輸入が止まっていた豆や粉が、進駐軍と共に大量に入り込み、ネル、サイフォンの時代を経て、今はこの方式が人気を誇っている。

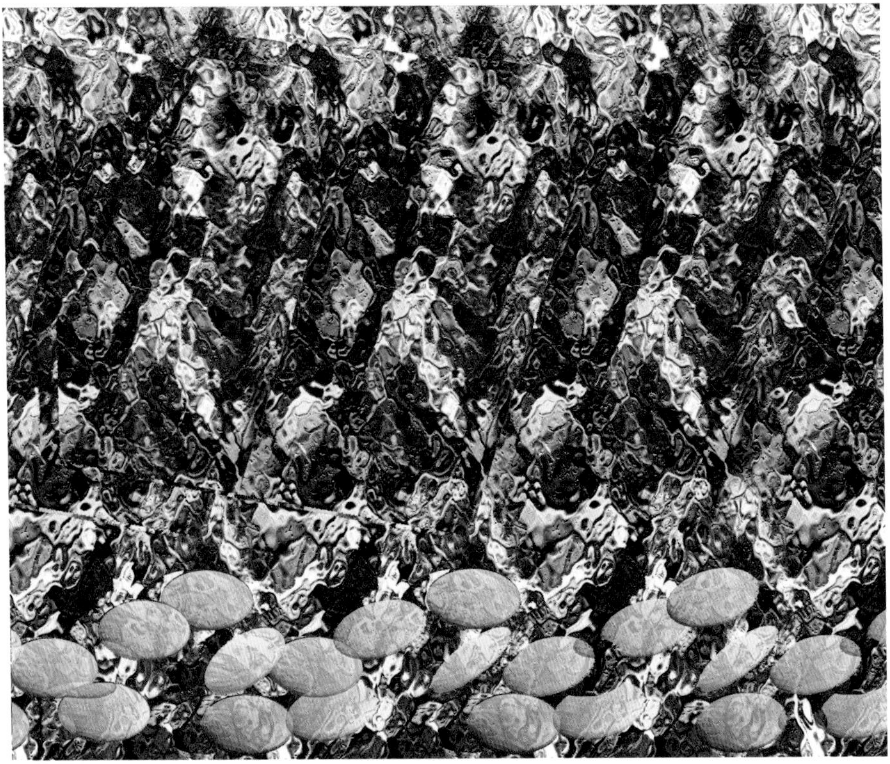

缶入り多色飴

四角い缶の狭い口からたまに白いハッカが出てくるのが楽しみだった。「あと何個あるかな？」と穴から覗いても絶対わからなかった。

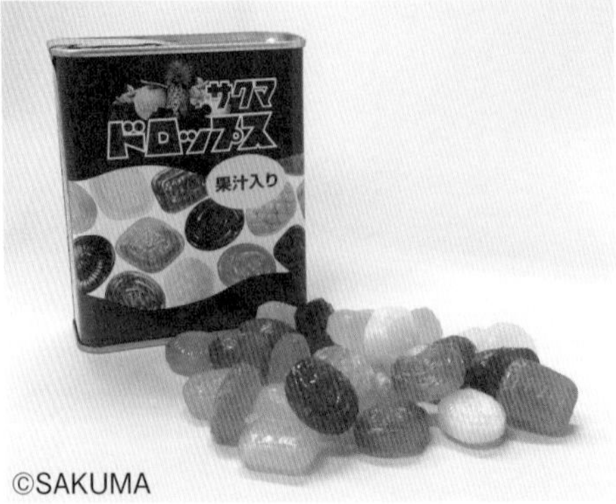

©SAKUMA

大正時代に生まれた缶入りドロップスは発売以来、世代を超えて愛されてきたロングセラー商品。キャンデーは溶けやすいという常識をくつがえすため、製法や原料を試行錯誤した末、「クエン酸」を使用することで保存性の向上を実現させた。カラカラと缶を振り出して取り出す昔ながらの楽しさに、レトロ好きの心がくすぐられる。

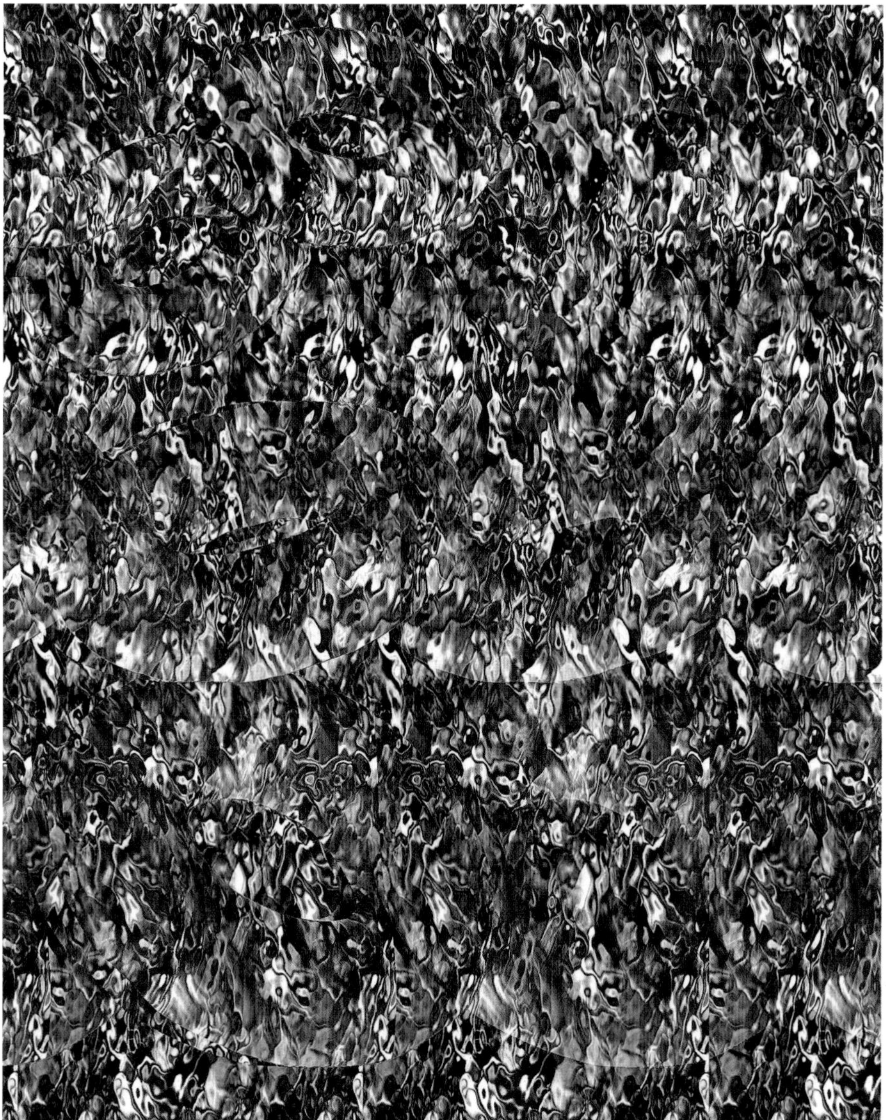

リング揚げパン

昭和45年にダンキン、昭和46年にミスターが開店。アメリカ人は朝に昼に夜に、いや深夜から早朝に至るまでの24時間これを食し、映画や小説では警察署内で難事件が解決すると、誰かが必ず大量のこれを買い込んできて祝っている。

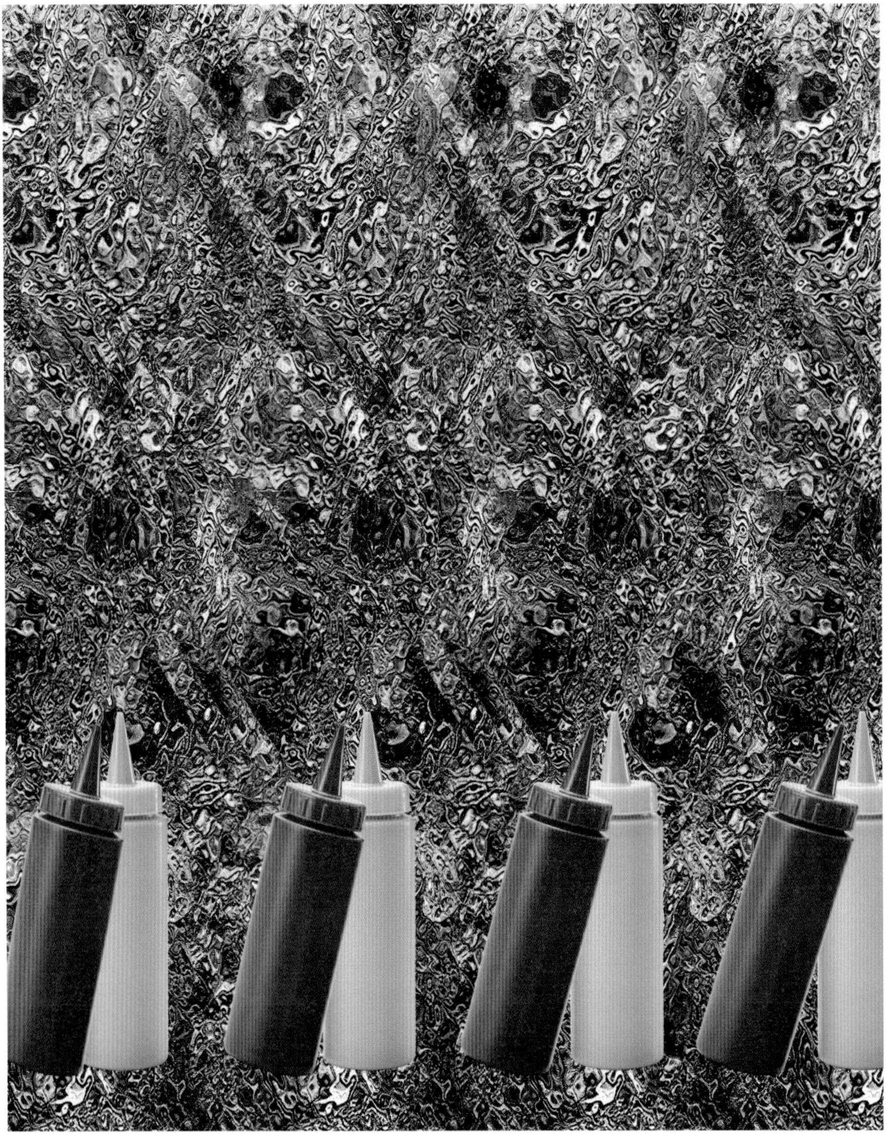

made in USA

昭和50年代に日本に入ってきて人気が出た。早い話が小麦粉で覆ったソーセージを油で揚げたものだが、アメリカおよび諸外国ではコーンミールを使うので、コーンドッグという。北海道では砂糖をまぶしてフレンチドッグという。

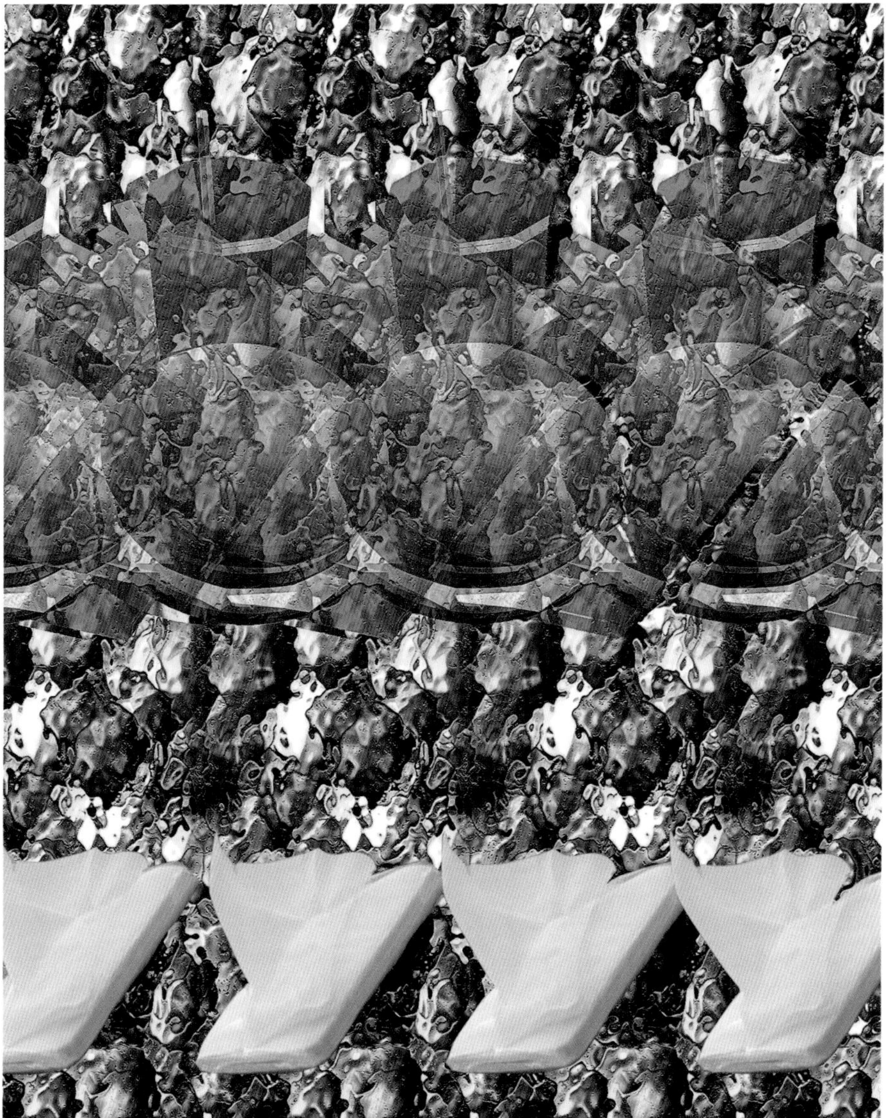

made in USA その2

戦後進駐軍が持ち込み、その後日本中に広まった。アメリカの国民食ともいうべきものだが、発祥はドイツ。かつてアメリカ人に「君らが食べるのはこれかドーナツかピザ、飲むのはコーラ。」と言ったら、笑って「その通りだけど、なにが悪い?」と居直られた。

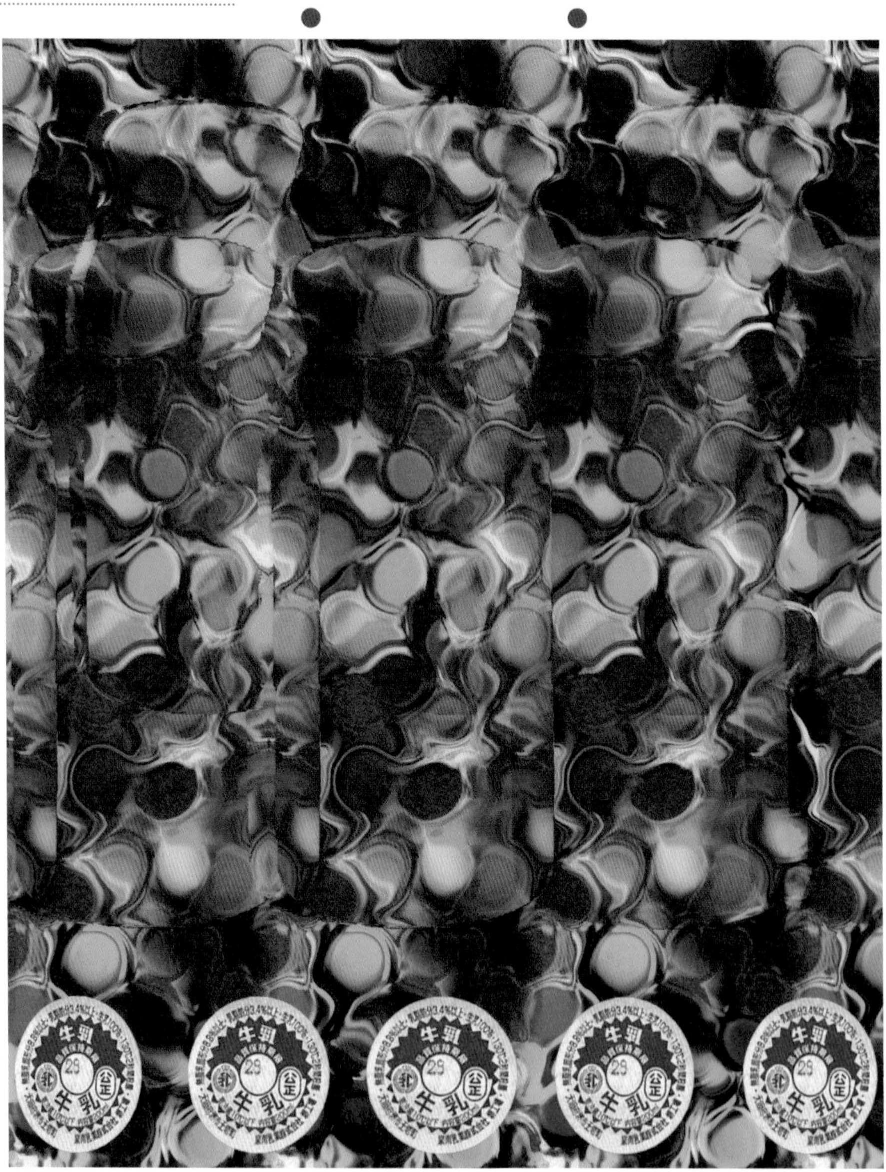

紙製蓋付ガラス器具

1本当たり180ml入りだった。現在販売されているほとんどが1000mlの紙パックになっても、まだ一部では高級志向で200mlのこれが売れている。

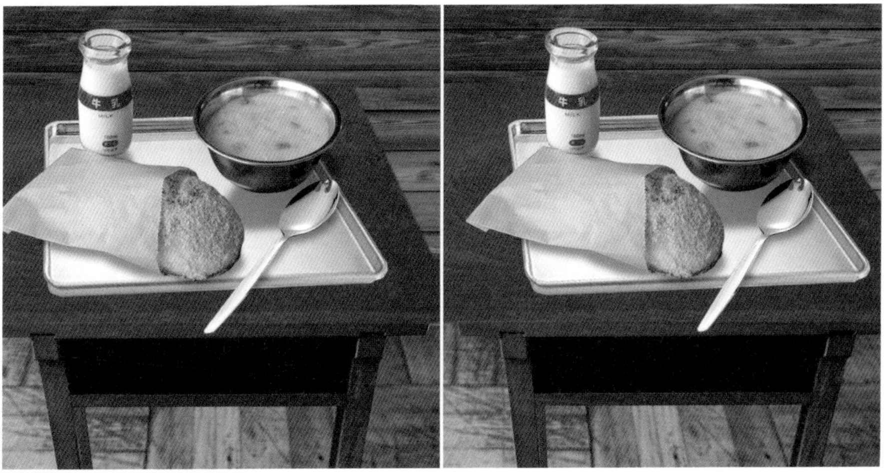

交差法でご覧ください

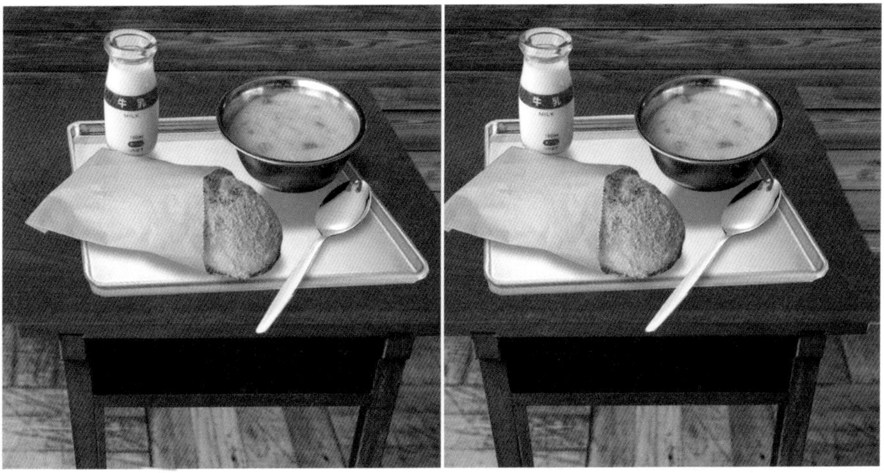

平行法でご覧ください

学校給食

戦後すぐ始まった給食はこの写真のような牛乳ではなく、口が曲がるほどまずい脱脂粉乳で、緑色で気持ちの悪い海藻麺《かいそうめん》なんてものもあった。しかし米一辺倒だった日本人の嗜好をパン食に向けさせた意味で、給食の功績は大きかった。

※解答はありません

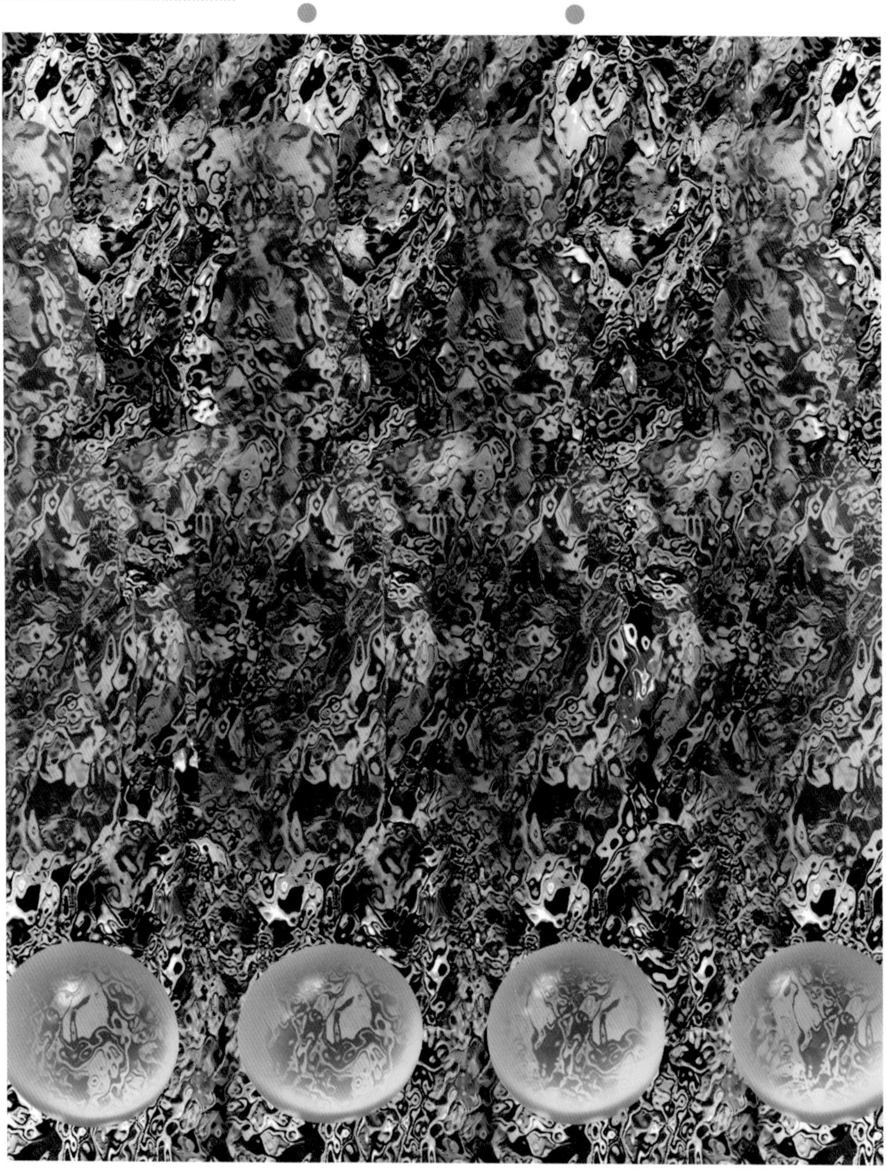

瓶詰蓋付清涼飲料

もとはレモネードからきた名前。コーラが日本を席巻する前、夏の子供の飲み物といったらこれだった。瓶のくびれに遮られてどうしても取れない中のビー玉を、瓶を割って取り出したかったけれど、瓶を返すと五円が戻ってくるので割ることはできなかった。

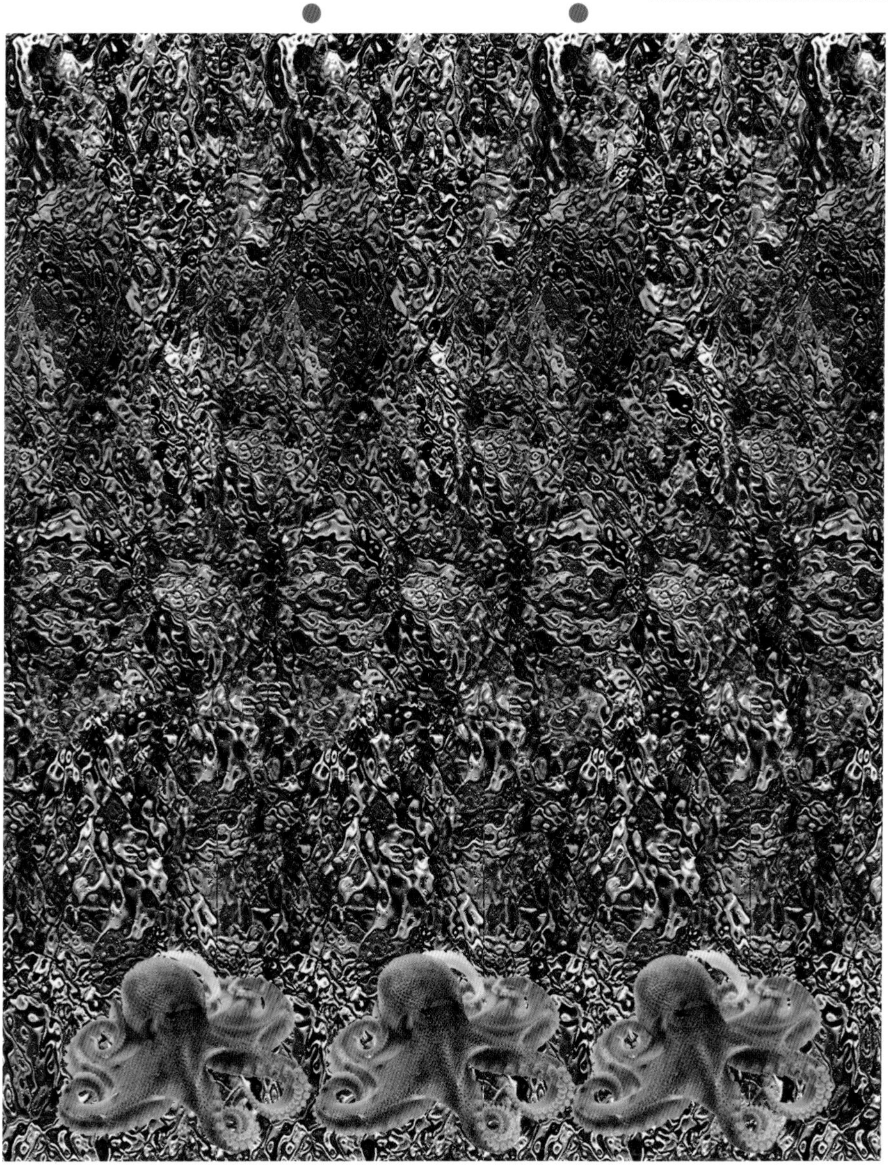

お弁当のおかず

ウィンナーの片端にいくつか切れ目を入れてから加熱すると、皮が収縮するので丸くなる。昭和30年頃日本にウィンナーが入ってきて、料理研究家の尚道子さんがこの形を考え、料理番組で紹介したらあっという間に日本中に広まった。

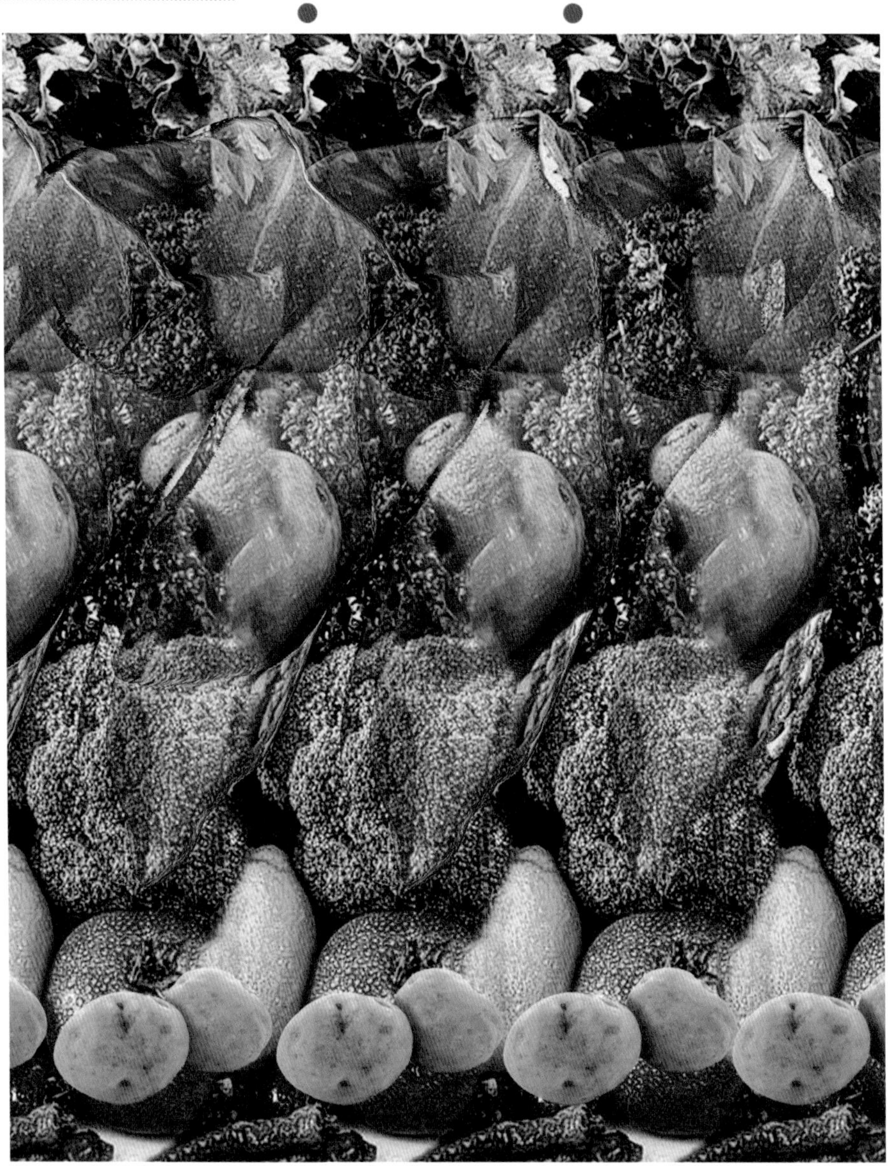

薩摩伝来

江戸時代に飢饉を救ったこれは、戦中戦後の食糧難をも救った。金色に輝く金時、白くて冷えてうまく乾燥させてもうまい太白《たいはく》、痩せて細長い沖縄。当時腹ペコだったわれら子供たちを救ってくれたこれには、今でも感謝している。

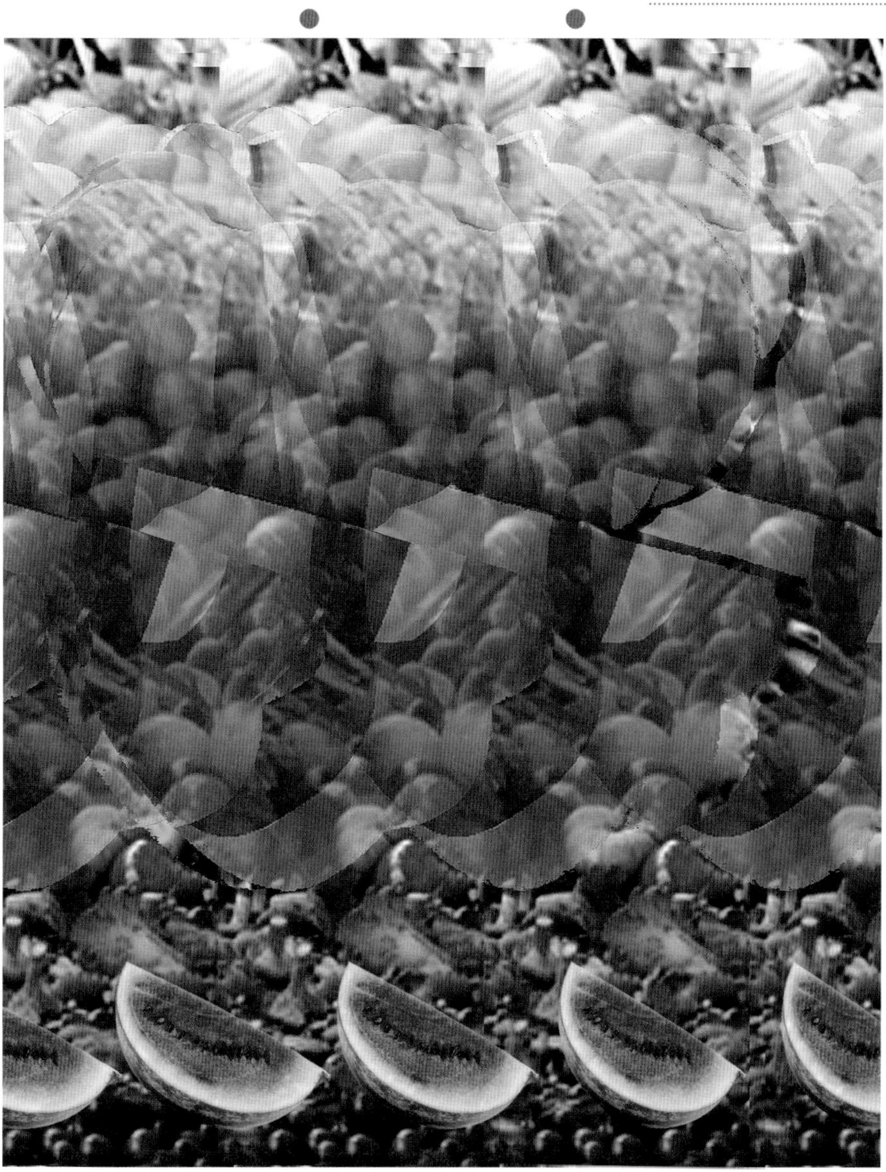

南京伝来

戦中戦後の食糧難を救ったのはイモだけではなかった。著者よりも年長者には「イモとこれだけは絶対に口にしたくない」と断言する人が結構いるが、どちらもおいしいものだし、あの頃の恩を忘れてはバチが当たる。

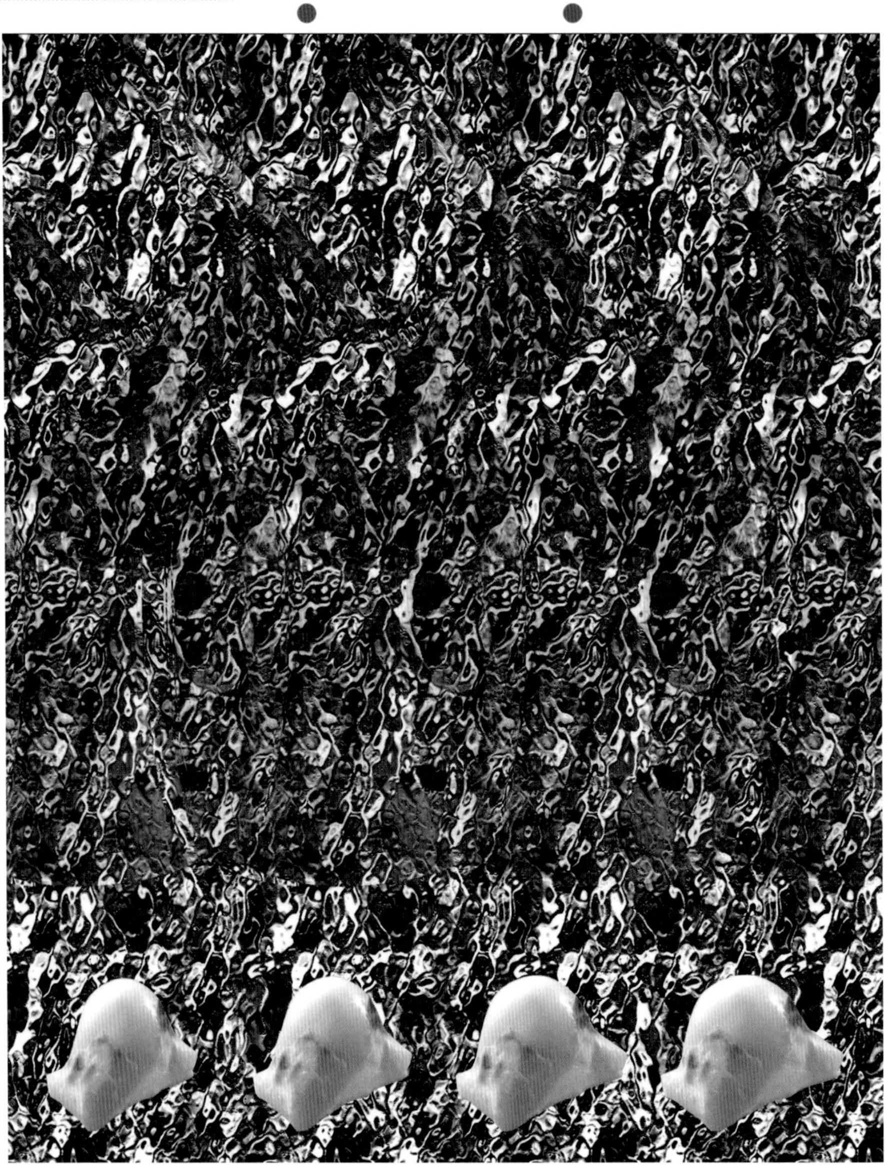

ぺったんこ

30年代以前は各家庭でこれをつくか、あるいはつきたてのものを買うか、どちらかだった。我が家では毎年つきたてを買っては、冷えて硬くならないうちに大急ぎで小さい長方形に切っていた。

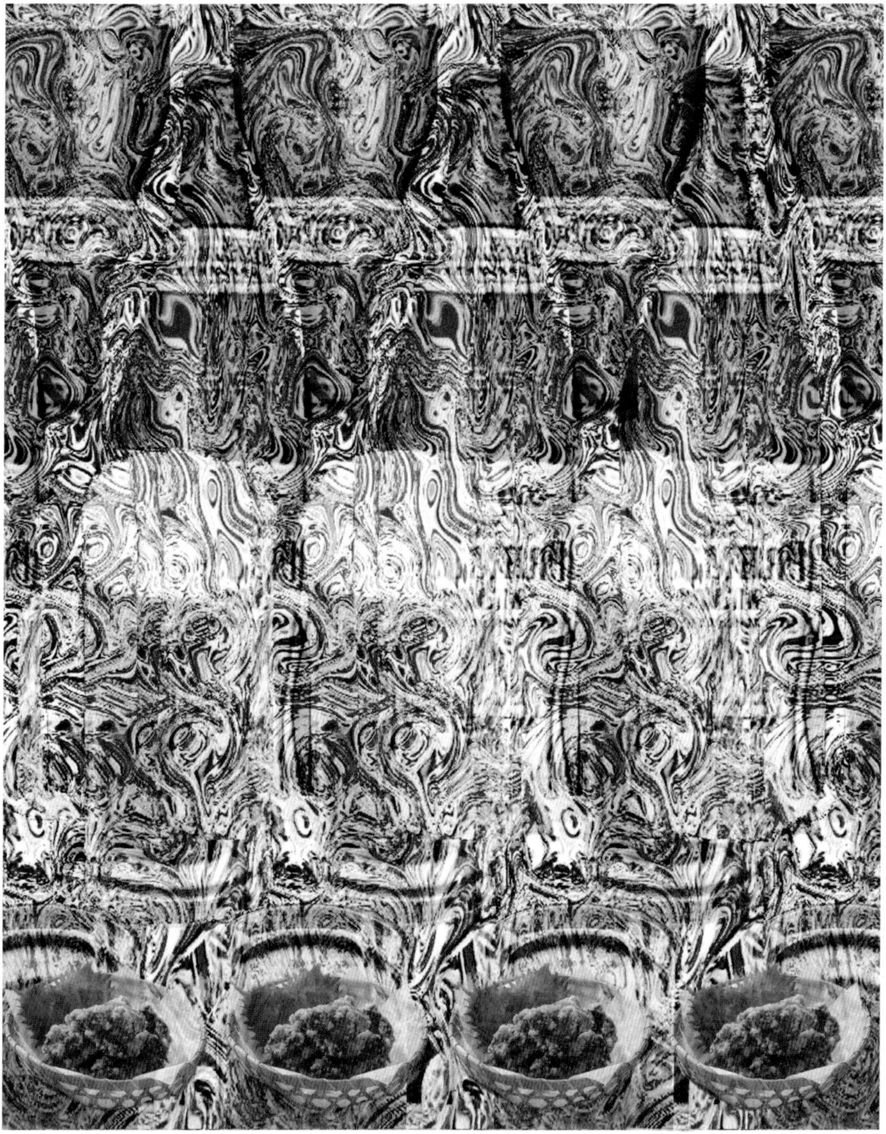

麦酒

通常、店などで飲むものとされていたが、昭和30年代～40年代の高度成長期に家庭用冷蔵庫が普及し、多くの人が家庭で飲むようになったため売り上げが急速に伸びた。

column 3

昨今の「動画時代」の礎となった昭和後期

長い目で見れば昭和の後期こそ、YouTubeやTikTokなど令和の今につながる「動画」の時代の幕開けといえるのかもしれない。テレビ放送の初期には2インチテープを使ってプロがビデオ映像を録画していたが、撮影機器の進化とともに、どんどんテープが細くなり、それにつれてデッキも小さくなっていった。そして、昭和後期、一般向けのベータマックスとVHSが登場すると、世界中に爆発的に広まっていく。それ以前には、民生用に8ミリフィルムカメラがあったが、フィルムによる撮影は現像、編集、映写などハードルが高いところがあり、やはり一部マニアのものという印象が強かったのだ。

実際、ビデオの時代は劇的に始まった。撮影した内容が現像などの手間をかけず、その場のモニター上で確認できるのだから、これはもう革命と言ってよかった。今までプロしか使いこなせなかったビデオ撮影が気軽にできるようになり、子供の成長記録をはじめ、さまざまなシーンで一般人が動画撮影するというのが当たり前にできる時代が到来したのだ。そして、今では平成以降に登場したデジカメと携帯、そしてスマホにより、ほとんどすべての人が動画と静止画のカメラと再生プレーヤーを意図せずして手にすることになったわけだ。

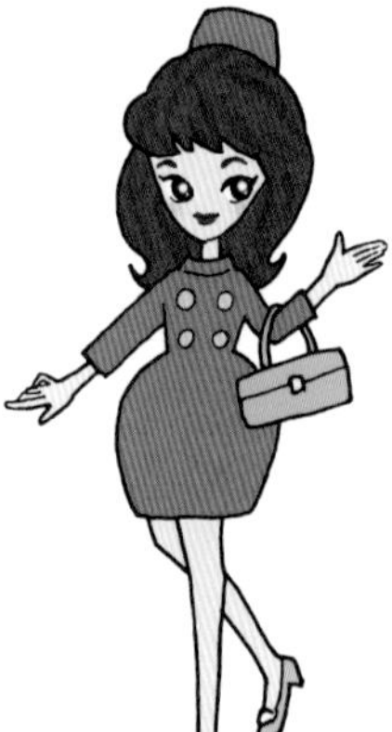
スカートとスピーチは短いほどよいと言われた

思えば昭和は「ものすごい」という形容詞をかぶせたくなる時代だった。始まりから最後まで、歴史始まって以来の揺れと変化を展開してきた。その多くをこの目で見て来た自分は、いったい喜ぶべきなのかどうなのか、いくら考えても素直に答えは出てきそうにもない。

1章
昭和のモノ

解答

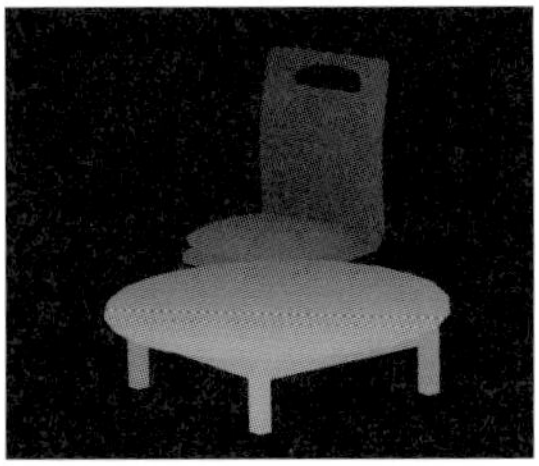

P.16　卓袱台（ちゃぶだい）

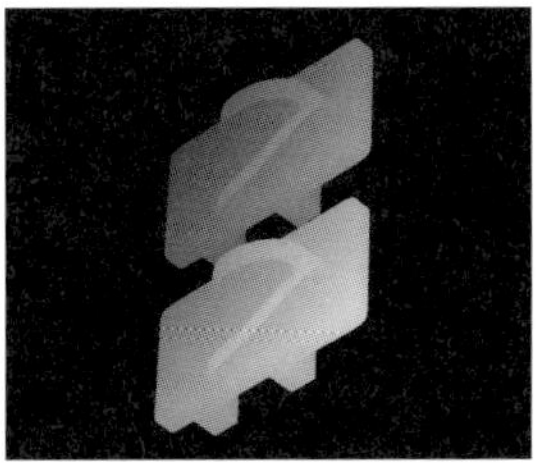

P.17　下駄

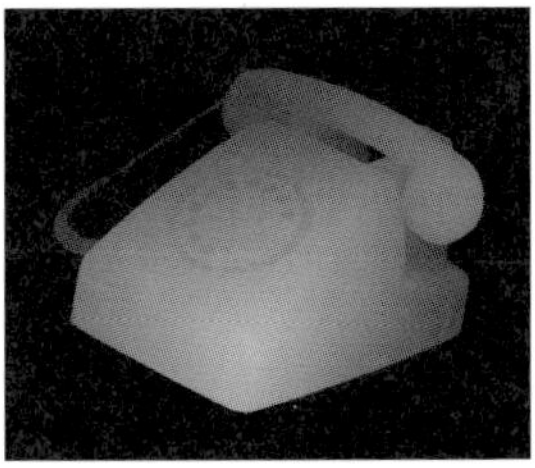

P.18　黒電話

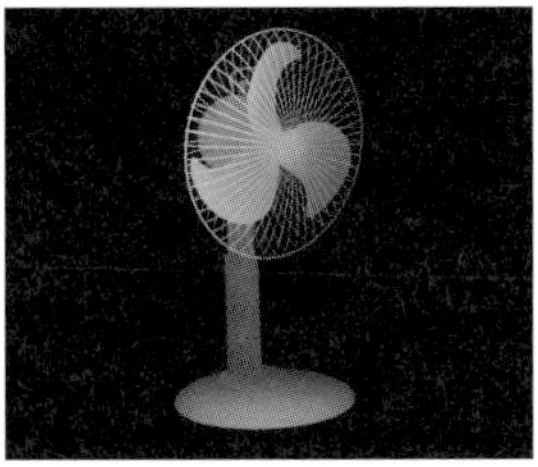

P.19　扇風機

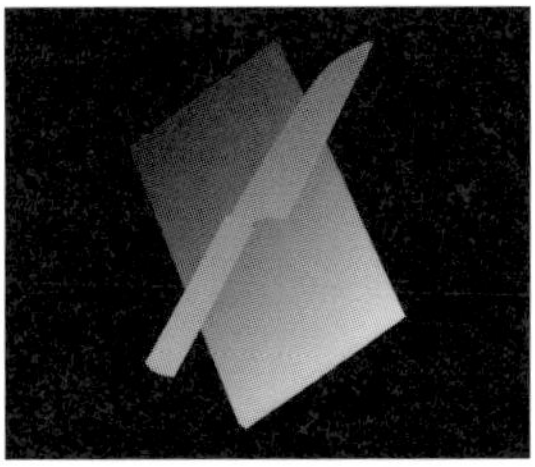

P.20　まな板と包丁

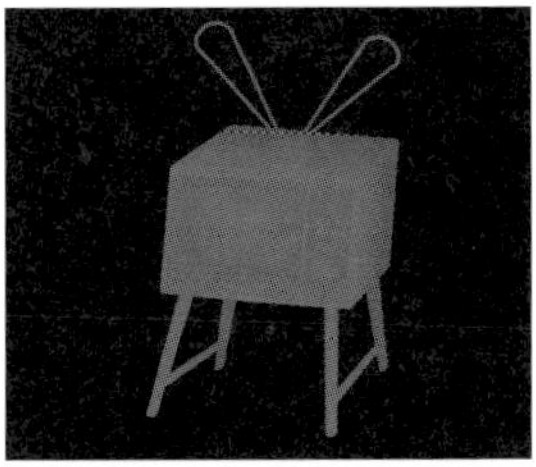

P.21　白黒テレビ

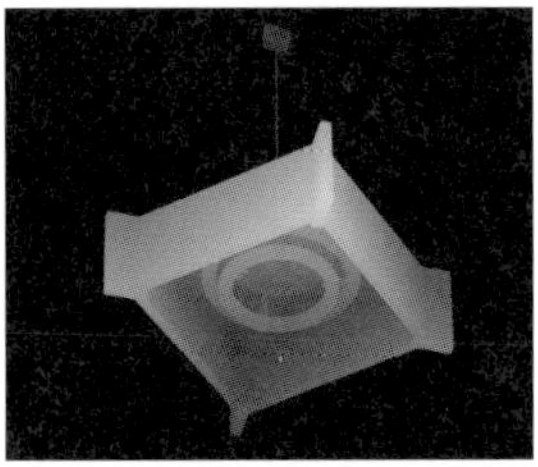

P.22　蛍光灯

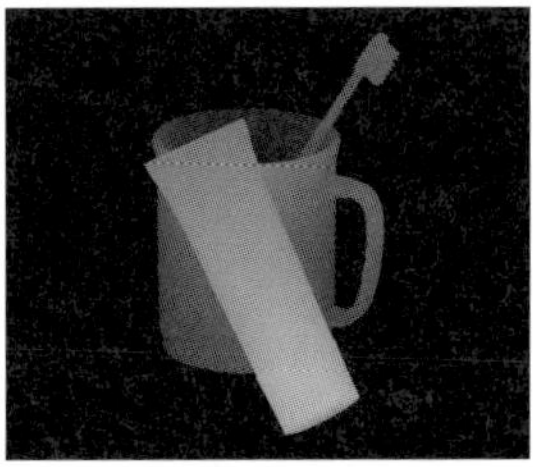

P.23　歯磨き

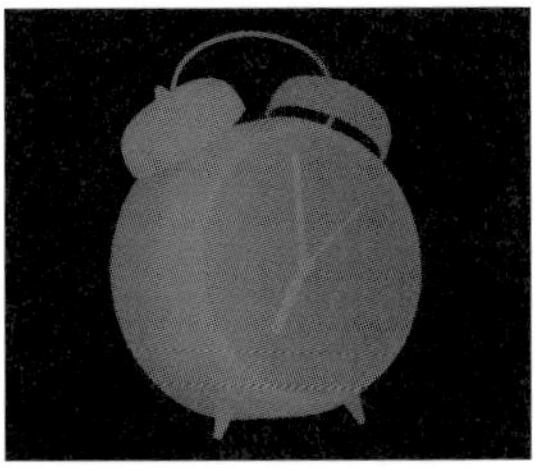

P.24　目覚まし時計

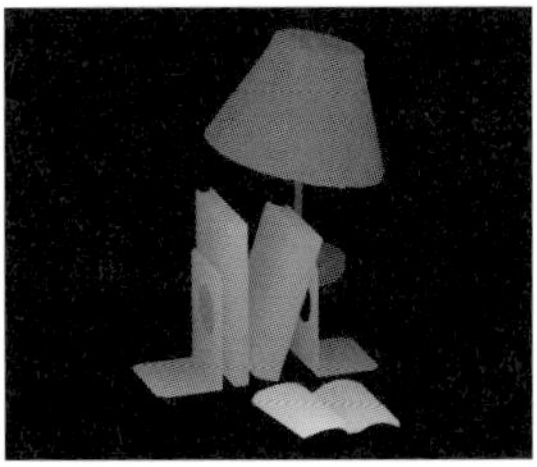

P.25　電気スタンド

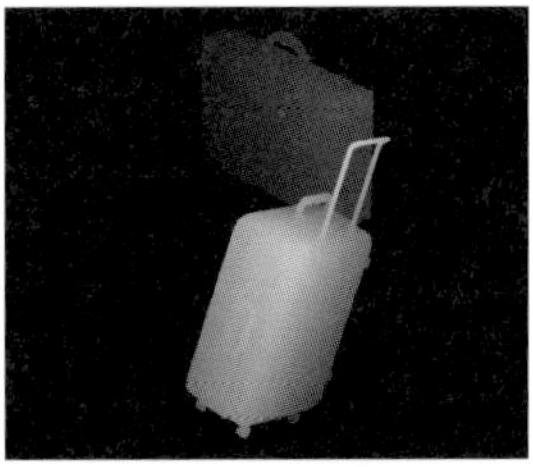

P.26　旅行鞄

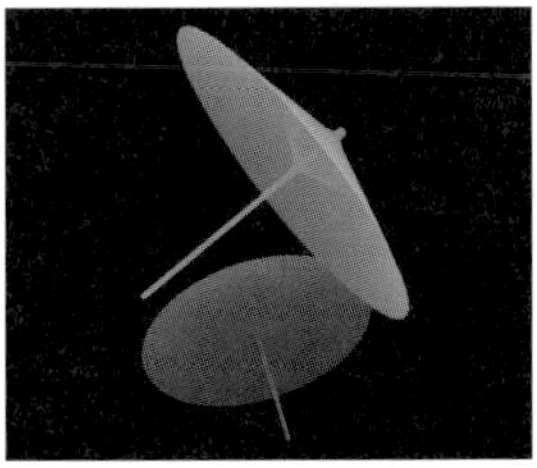

P.27　唐傘（番傘）

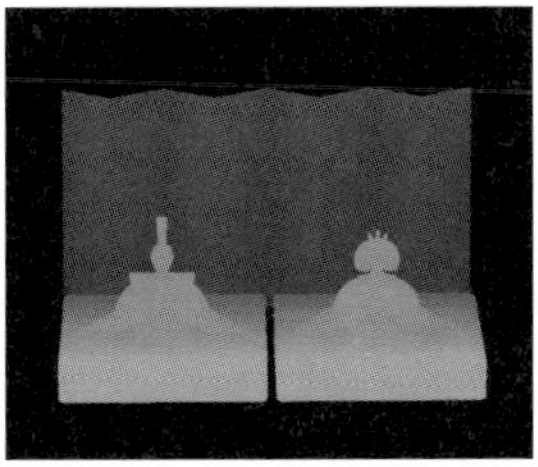

P.28　雛人形

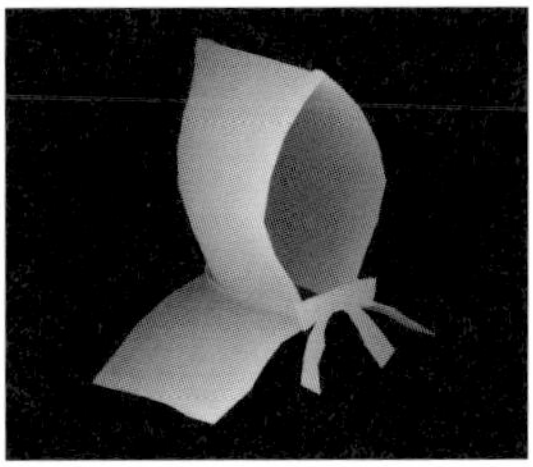

P.30　防空頭巾

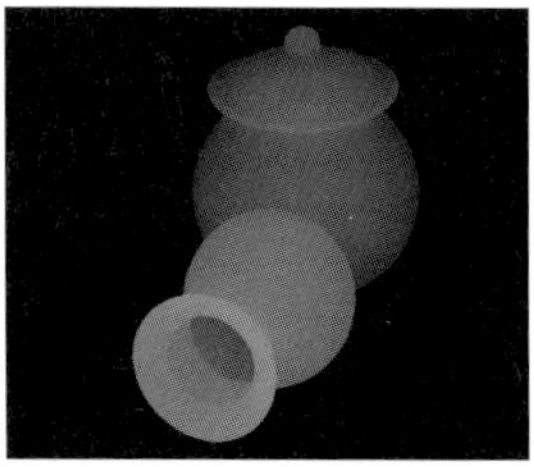
P.31　甕（かめ）

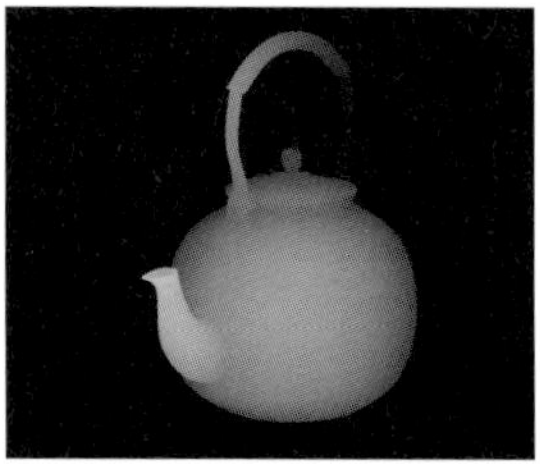
P.32　薬缶（やかん）

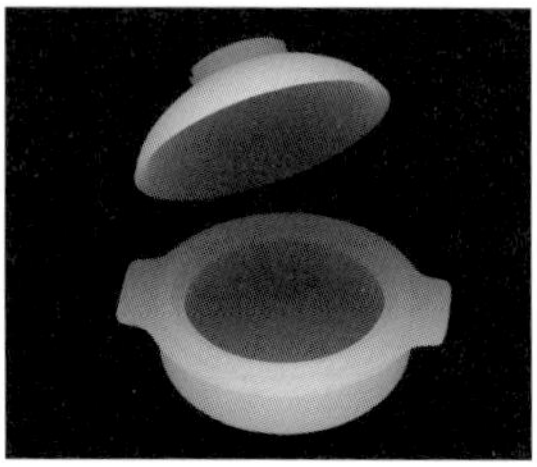
P.33　土鍋

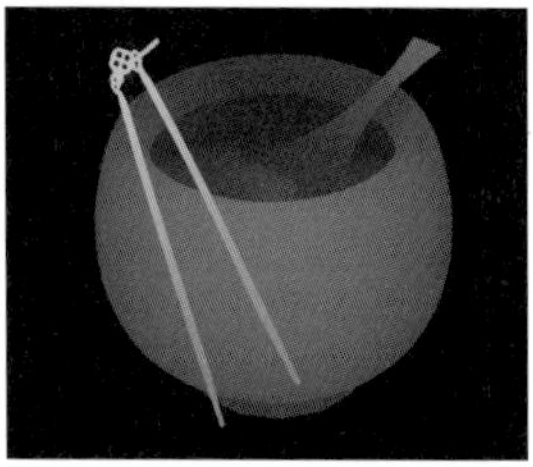
P.34　火鉢

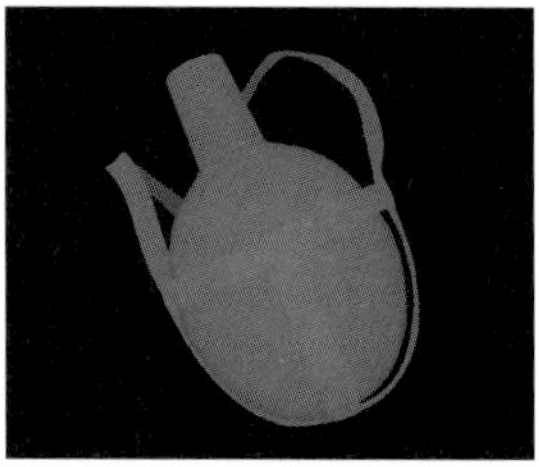
P.35　丸型水筒

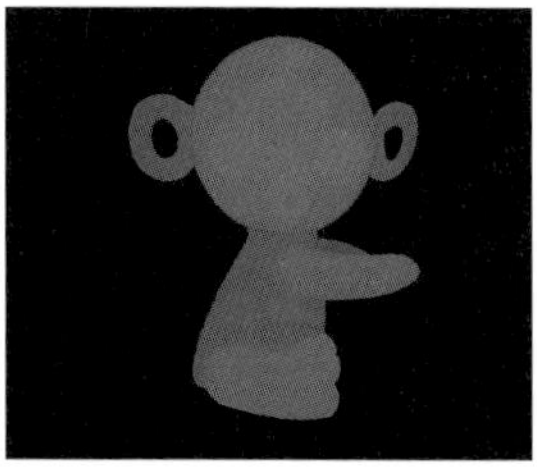
P.36　だっこちゃん

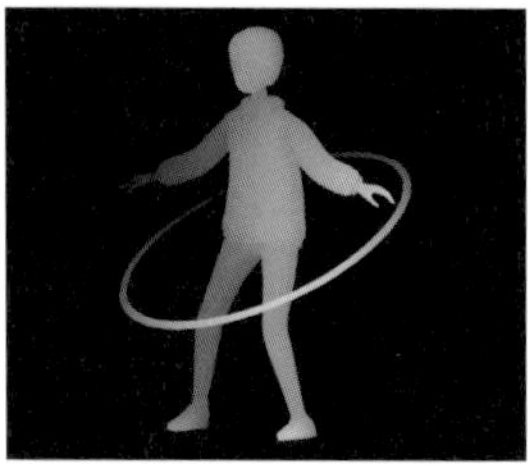
P.37　フラフープ

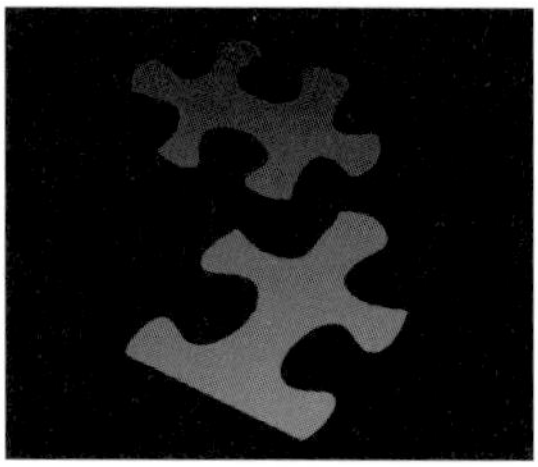
P.38　ジグソーパズル

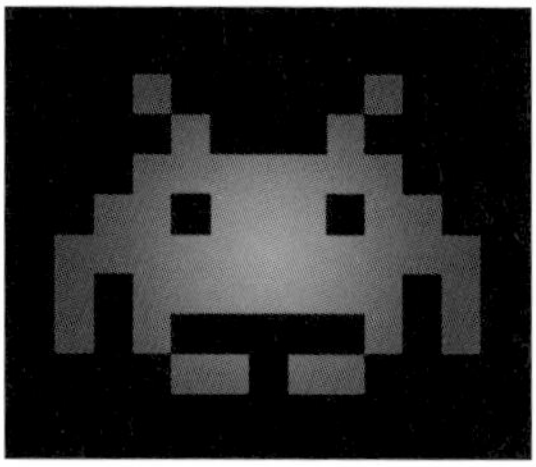
P.39　TV ゲーム

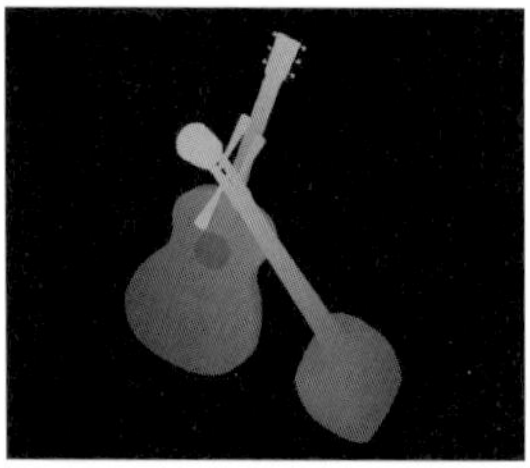
P.40　三味線とギター

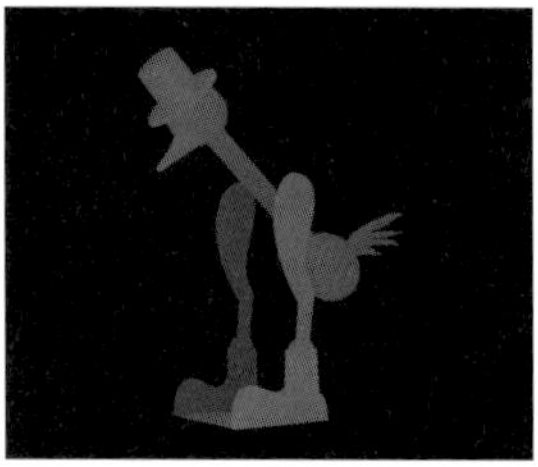
P.41　水飲み鳥

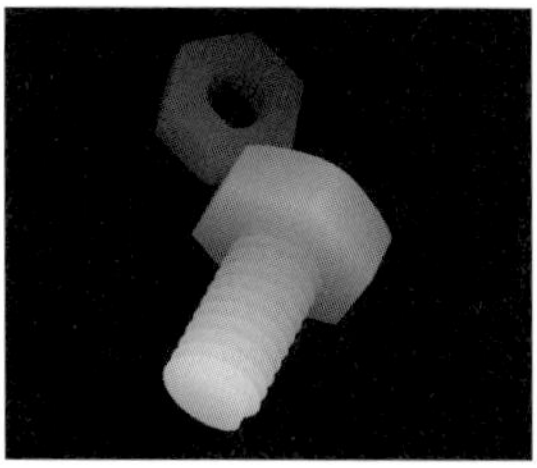
P.42　プラスネジ

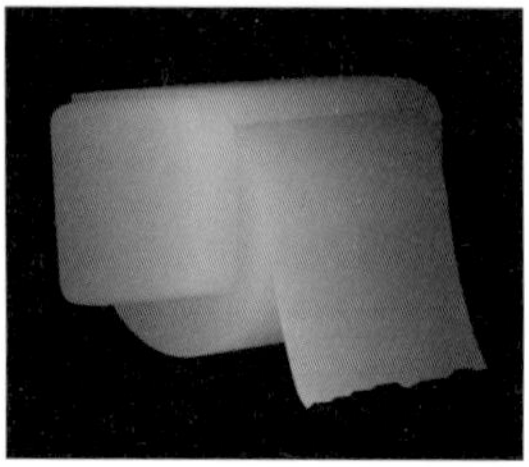
P.43　トイレットペーパー

2章
昭和の街中
解答

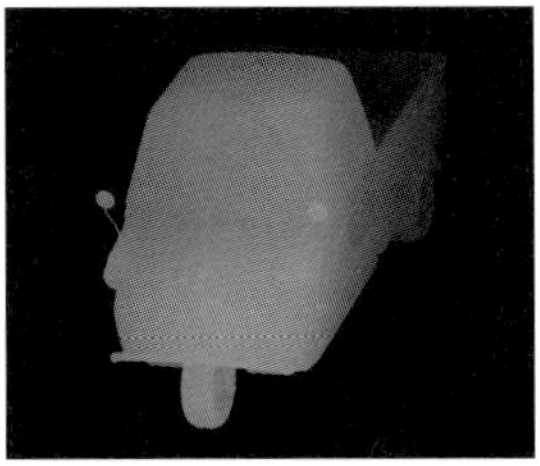
P.46　オート三輪

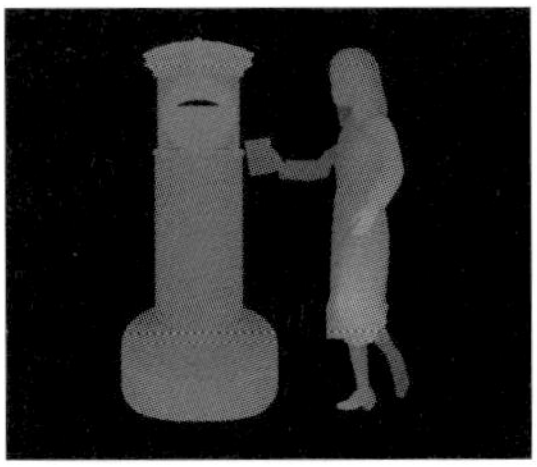
P.47　郵便ポスト

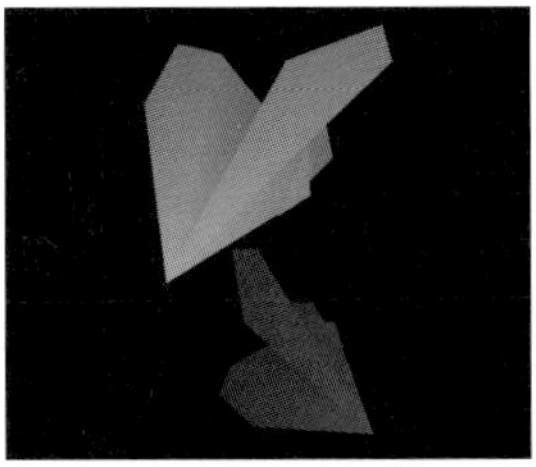
P.48　紙飛行機

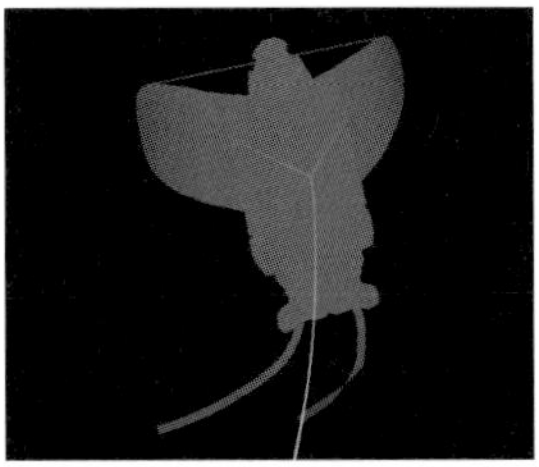
P.49　奴凧

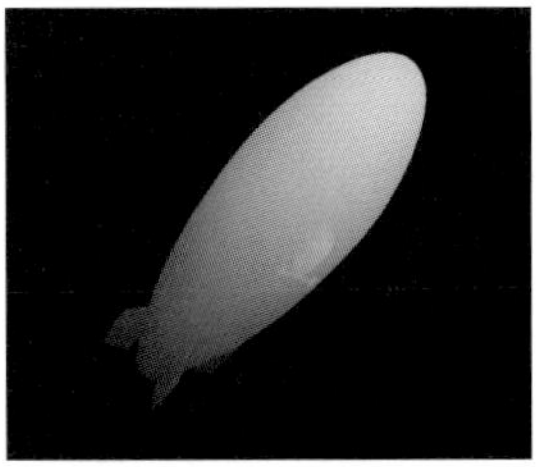
P.50　飛行船

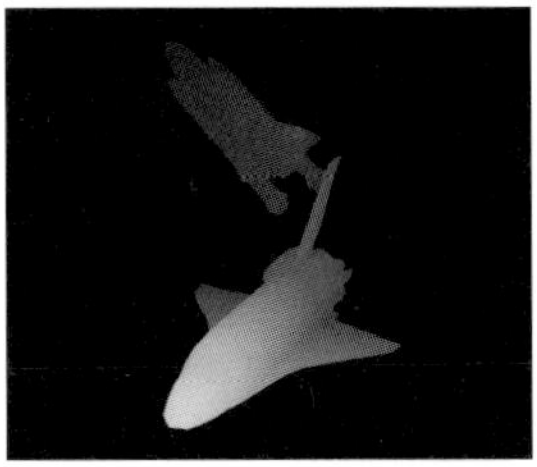
P.51　スペースシャトル

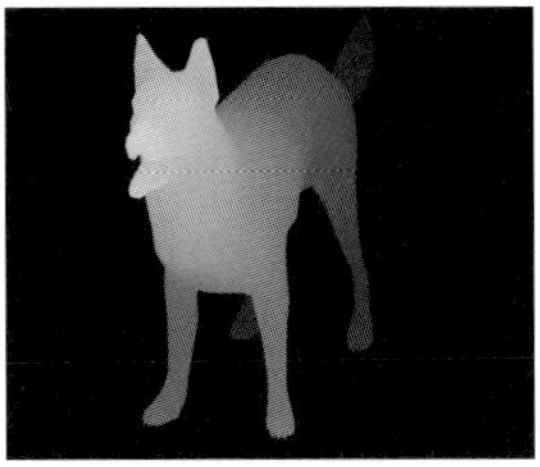
P.52　イヌ

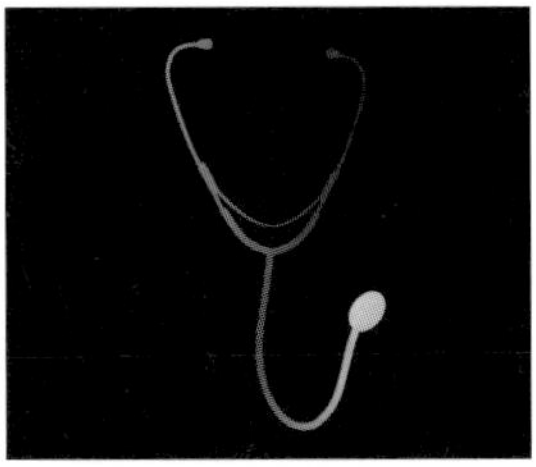
P.53　聴診器

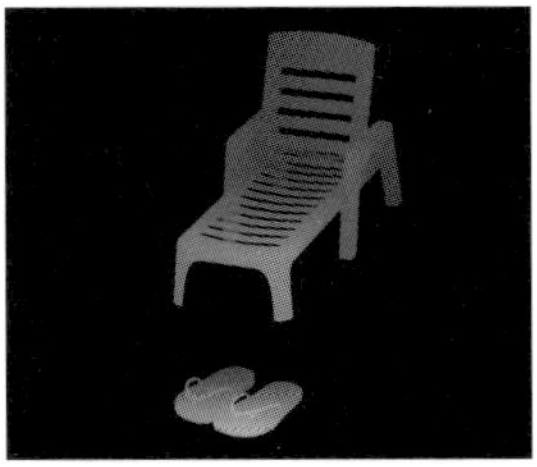
P.54　ビーチチェア

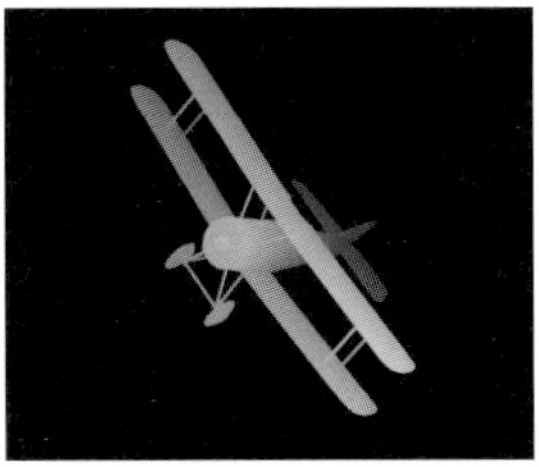
P.55　赤トンボ

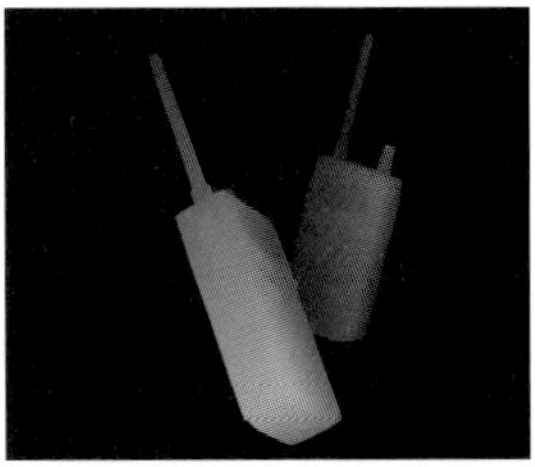
P.56　トランシーバー

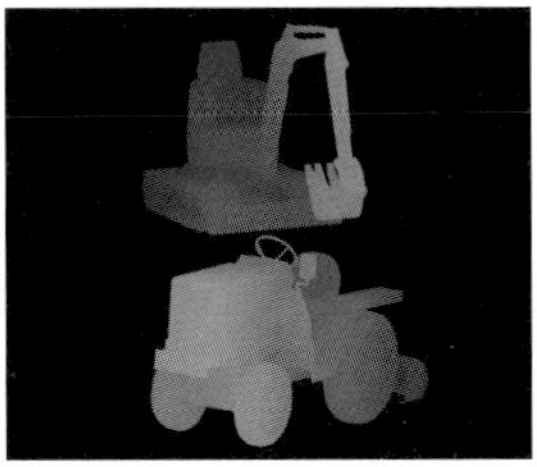
P.57　工事用車両

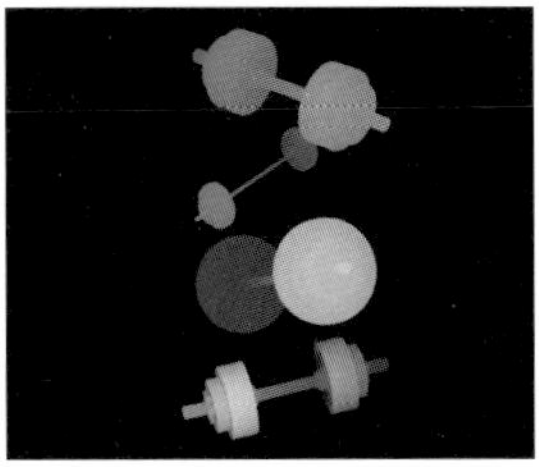
P.58　バーベル

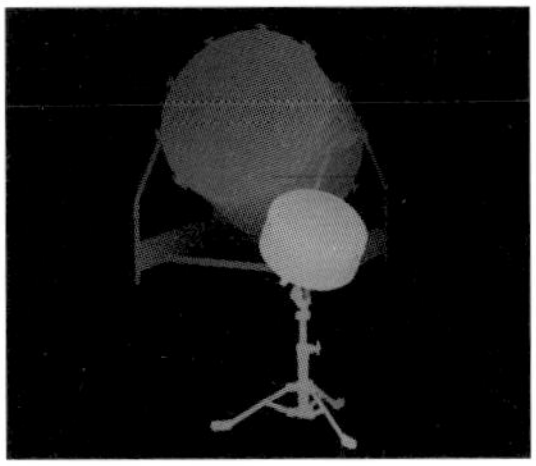
P.59　ドラム

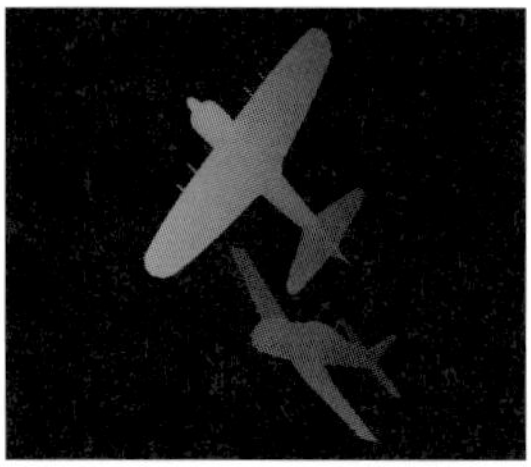

P.61　戦闘機

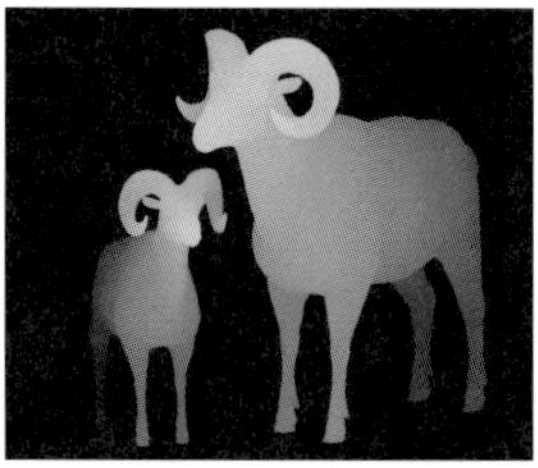

P.62　ビッグホーン

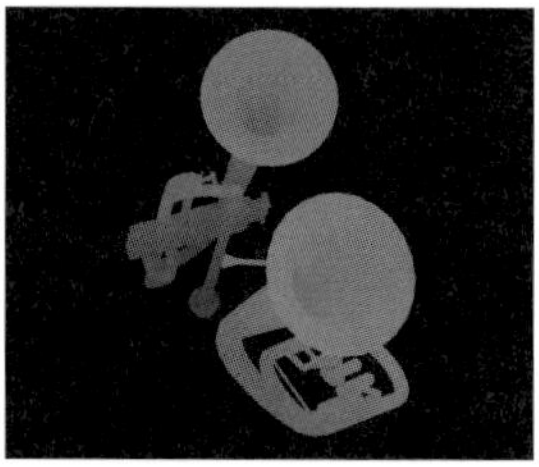

P.63　金管楽器

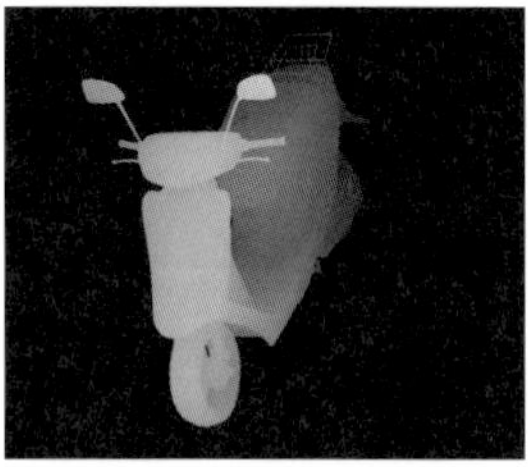

P.64　スクーター

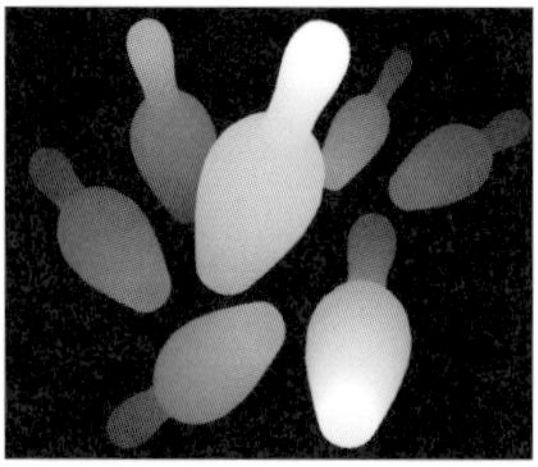

P.66　ボウリング

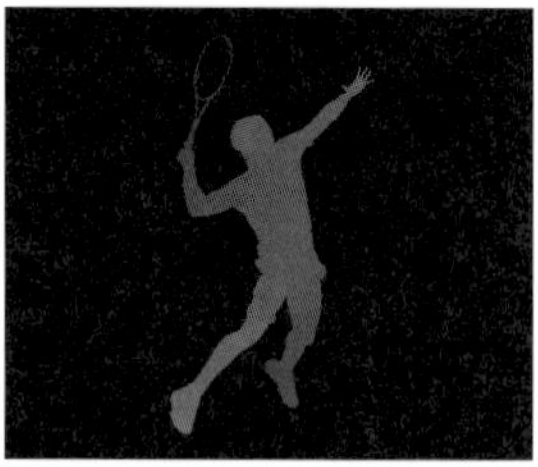

P.67　テニス

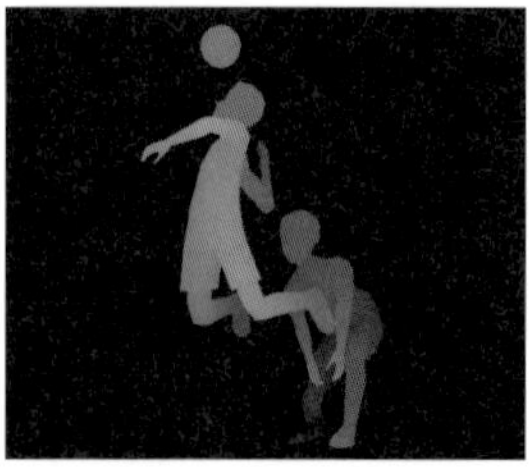

P.68　バレーボール

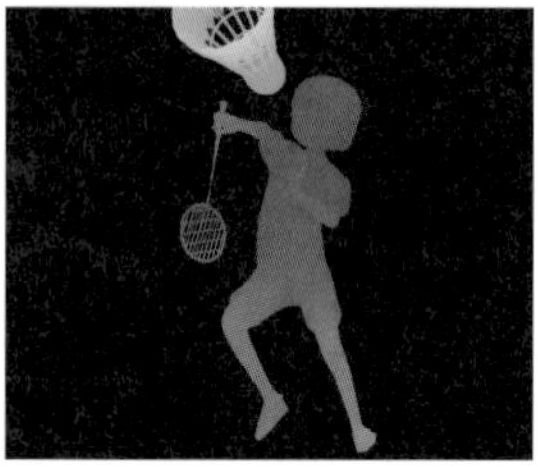

P.69　バドミントン

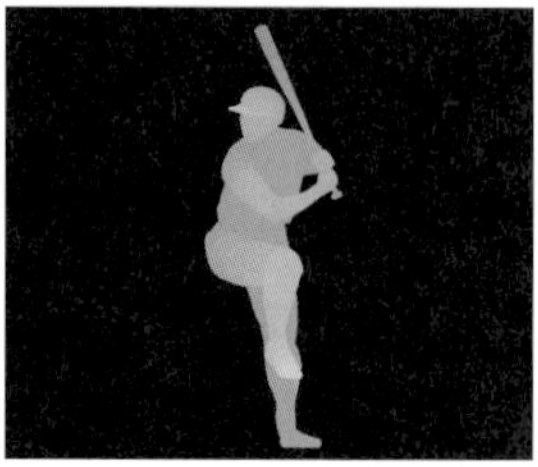

P.70　一本足打法

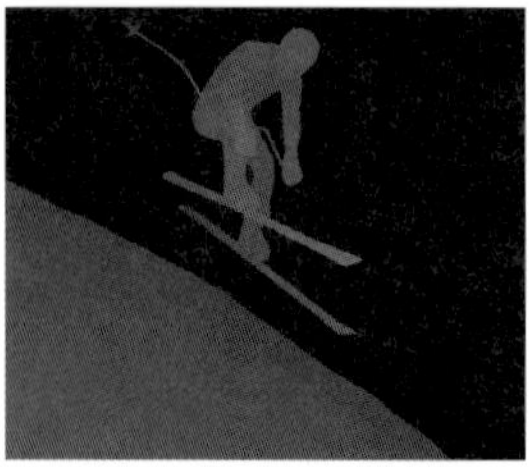

P.71　アルペンスキー

3章
昭和の食べもの

解答

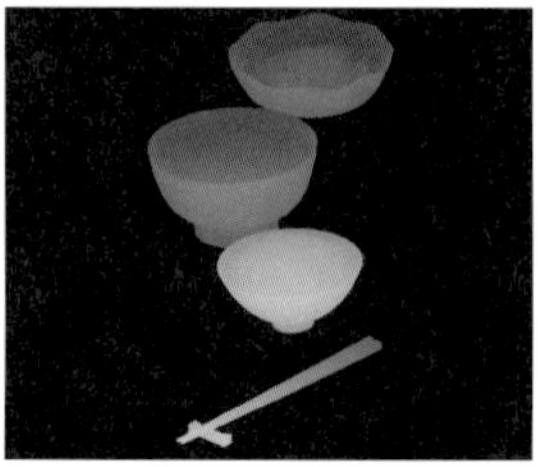

P.74　一汁一菜

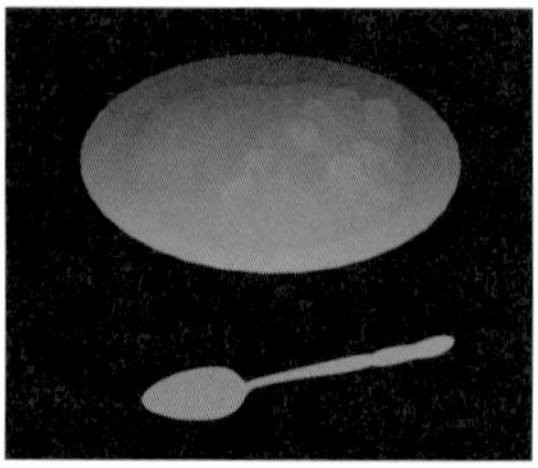

P.75　ライスカレー

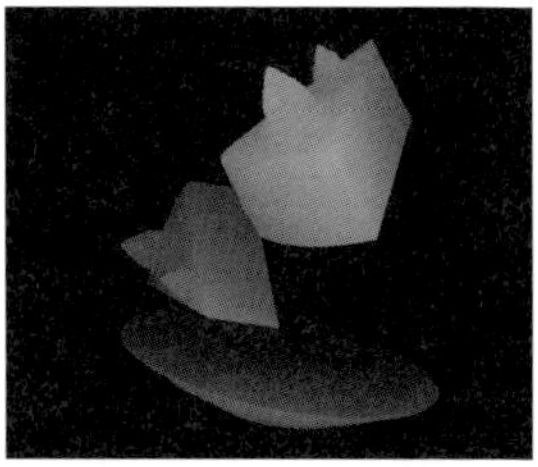

P.76　ショートケーキ

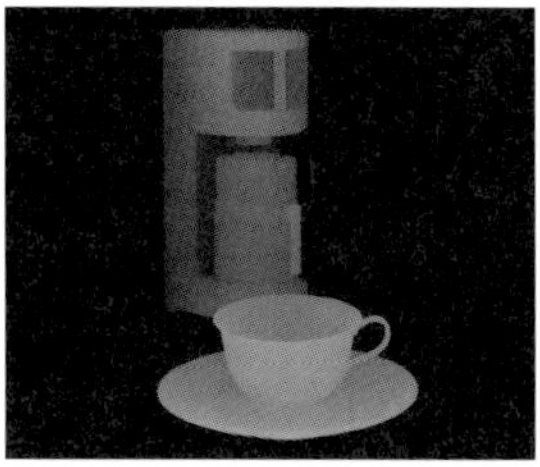

P.77　コーヒーメーカー

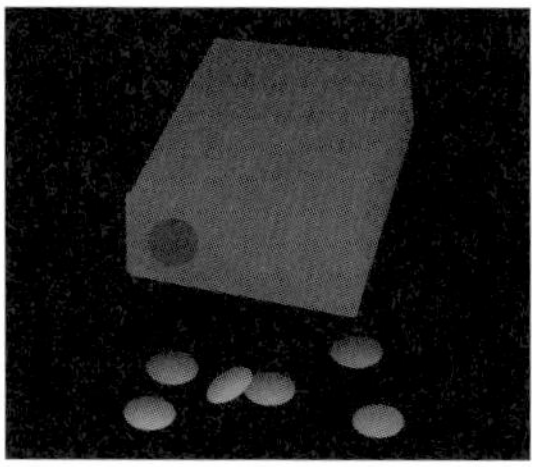

P.78　ドロップ

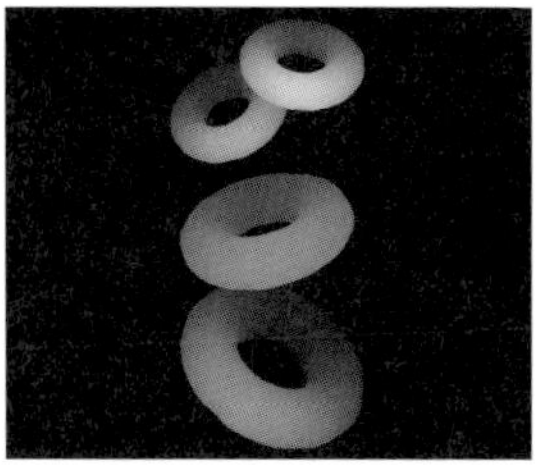

P.79　ドーナツ

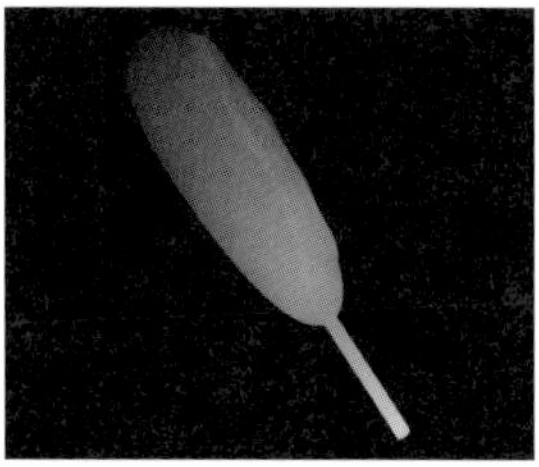

P.80　アメリカンドッグ

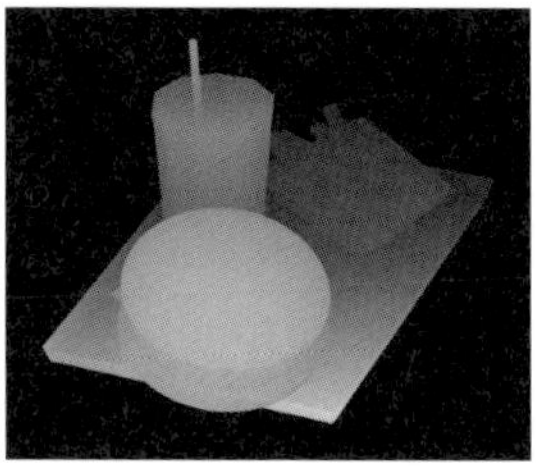

P.81　ハンバーガー

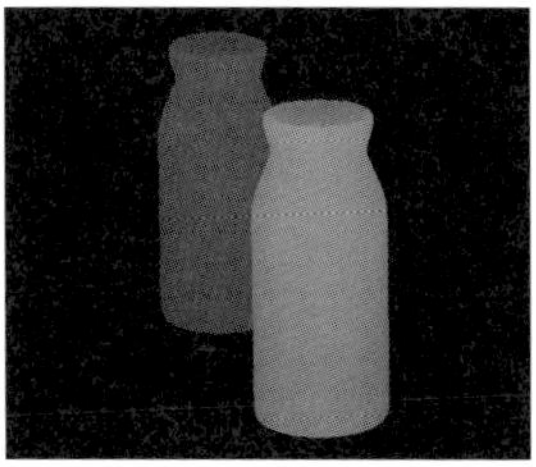

P.82　牛乳瓶

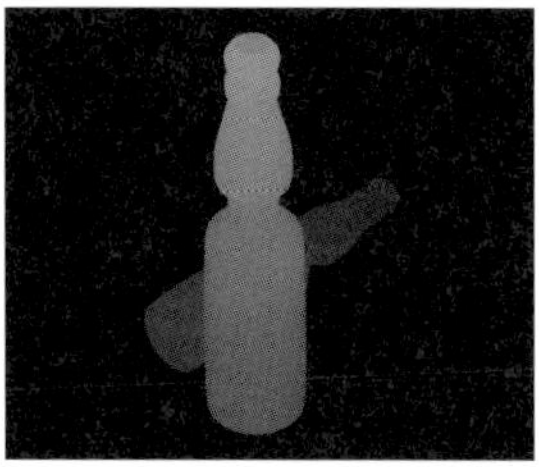

P.84　ラムネ

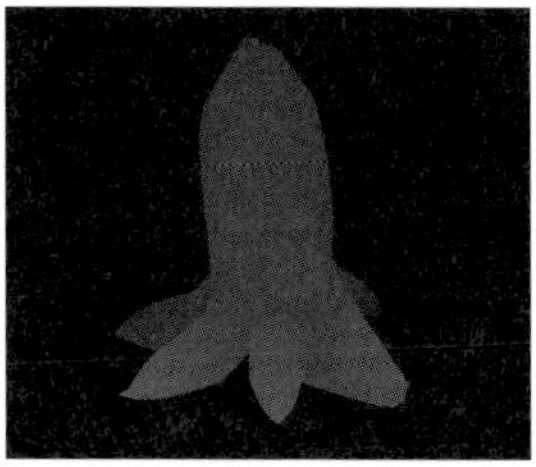

P.85　タコウィンナー

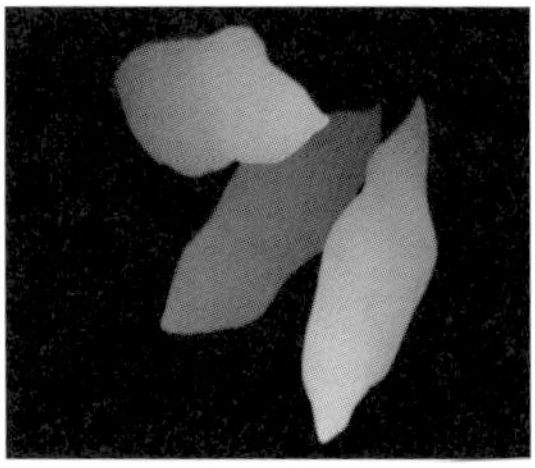

P.86　薩摩芋

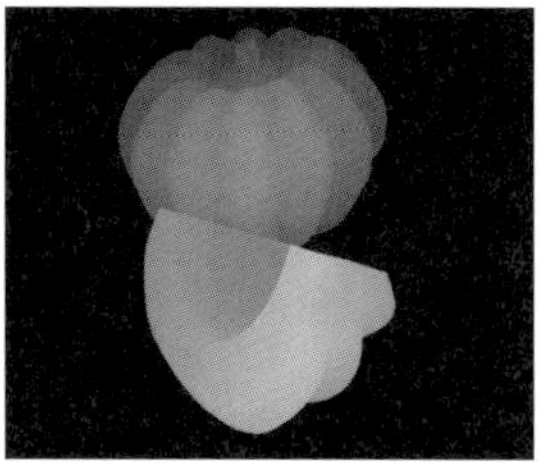

P.87　南瓜（かぼちゃ）

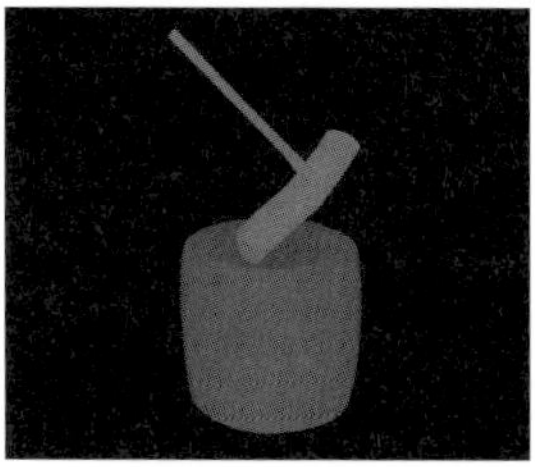

P.88　餅つき

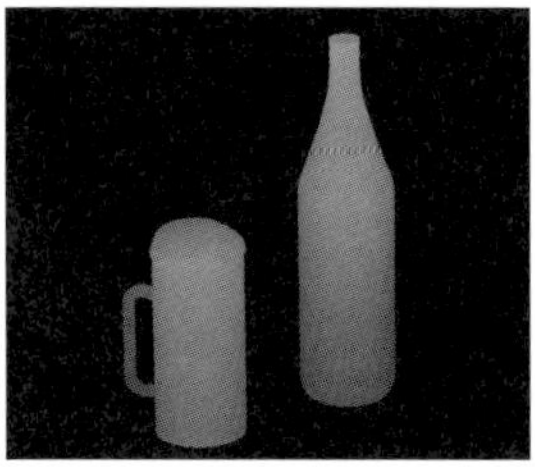

P.89　ビール

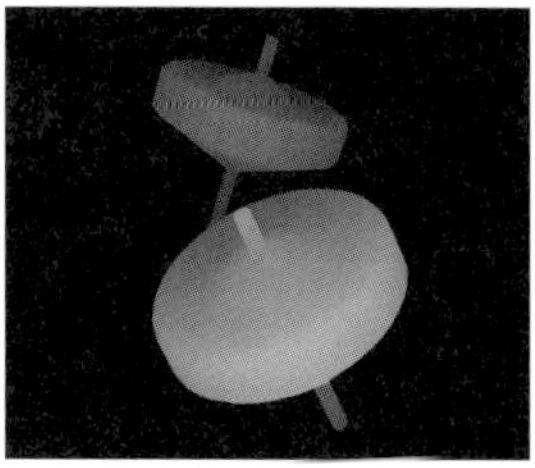

カバー表紙　コマ

●著者

ジョージ3（じょーじ さん）

3DCGクリエイター。NHK「ひょっこり ひょうたん島」をはじめとして30年以上テレビ番組制作に携わる。フジテレビ「ひらけ！ポンキッキ」で今なお愛されているガチャピン・ムックをデザイン。その後3Dアート作品の制作を手掛け、『ミラクル3Dアイ』（日本文芸社）など3D本を多数出版。

●監修

篠原菊紀（しのはら きくのり）

応用健康科学・脳科学の専門家。公立諏訪東京理科大学工学部情報応用工学科教授。東京大学大学院修了。学習している時、運動している時、遊んでいる時などの日常的な場面での脳活動を研究している。脳トレ、勉強法、認知機能低下予防などの著書や監修、教材開発を多数手掛ける。

今野清志（こんの せいし）

日本リバース院長。薬を使わない治療法が多くの人から支持を得て、メディア出演も多数。著書にシリーズ120万部の『目は1分でよくなる！』『耳は1分でよくなる！』（共に自由国民社）などがある。

●協力　スモカ歯磨株式会社、大塚食品株式会社、サクマ製菓株式会社

イラスト／鴨下惠子
カバー・本文デザイン／田中麻里（フェルマータ）
編集協力／岡田　久

昭《しょう》和《わ》レトロなマジカル3D《スリーディー》アイ

2023年8月1日　第1刷発行

著　者…ジョージ3《さん》
監修者…篠《しの》原《はら》菊《きく》紀《のり》、今《こん》野《の》清《せい》志《し》
発行者…吉田芳史
印刷所…図書印刷株式会社
製本所…図書印刷株式会社
発行所…株式会社日本文芸社
〒100-0003　東京都千代田区一ツ橋1-1-1 パレスサイドビル8F
TEL.03-5224-6460［代表］
内容に関するお問い合わせは小社ウェブサイト
お問い合わせフォームまでお願いいたします。
URL https://www.nihonbungeisha.co.jp/

Printed in Japan 112230719-112230719 Ⓝ 01　(240099)
ISBN978-4-537-22124-4
（編集担当：萩原）